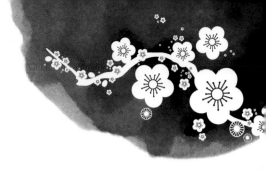

韩凤娟 著

王秀霞

中医妇科效验集

U0294985

人民卫生出版社

图书在版编目（CIP）数据

王秀霞中医妇科效验集 / 韩凤娟著 . —北京：人
民卫生出版社，2018
ISBN 978-7-117-22768-1

Ⅰ.①王…　Ⅱ.①韩…　Ⅲ.①妇科病 – 中医临床 – 经
验 – 中国 – 现代　Ⅳ.① R271.1

中国版本图书馆 CIP 数据核字（2018）第 294167 号

人卫智网	www.ipmph.com	医学教育、学术、考试、健康，购书智慧智能综合服务平台
人卫官网	www.pmph.com	人卫官方资讯发布平台

王秀霞中医妇科效验集

著　　者：韩凤娟
出版发行：人民卫生出版社（中继线 010-59780011）
地　　址：北京市朝阳区潘家园南里 19 号
邮　　编：100021
E - mail：pmph @ pmph.com
购书热线：010-59787592　010-59787584　010-65264830
印　　刷：北京汇林印务有限公司
经　　销：新华书店
开　　本：710×1000　1/16　　印张：12　　插页：4
字　　数：176 千字
版　　次：2019 年 2 月第 1 版　2020 年 7 月第 1 版第 2 次印刷
标准书号：ISBN 978-7-117-22768-1
定　　价：52.00 元

打击盗版举报电话：**010-59787491**　**E-mail：WQ @ pmph.com**
（凡属印装质量问题请与本社市场营销中心联系退换）

王秀霞教授简介

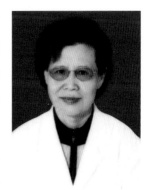

王秀霞，女，1939年出生，1961年毕业于黑龙江中医学院医疗系。自临床医学院暨附属第一医院建院至今工作57年，无论在教学、医疗、科研，还是在领导妇科工作等方面，均作出了相应成绩。

1975年，王秀霞老师以中医妇科专家身份参加中华医学会组织的医学代表团出访过日本；1978年晋升主治医师、讲师；1981年担任妇科副主任；1985年晋升副主任医师、副教授；1987年任中华全国中医学会哈尔滨分会第二届妇儿专业副主任委员；1993年晋升主任医师、教授；自1985年至1993年期间担任妇产科主任（后分两科）及妇产科教研室主任；1994年获评黑龙江省名中医；同年接受中央电视台国际频道《中华医药》栏目个人专访；1995年、1996年先后应聘为硕士、博士研究生导师；2007年被评为第三批全国老中医药专家学术经验继承工作指导老师；2010年在哈尔滨市妇联组织的纪念国际劳动妇女节100周年，哈尔滨市"百年风采女性"评选表彰活动中，王秀霞老师与赵一曼、梁军等100名女性共同当选为"百年风采女性"；2012年被评为第四批全国老中医药专家学术经验继承工作指导老师，同年，在国家中医药管理局领导下，依托于黑龙江中医药大学附属第一医院建立王秀霞名老中医工作室，并取名为"坤秀堂"，经过4年建设期，于2016年顺利通过国家中医药管理局验收；2013年被评为中华中医药学会妇科分会第二届妇科名家；2014年受聘为世界中医药学会联合会生殖医学会名誉会长。曾任黑龙江省中西医结合妇科专业委员会副主任委员，现任黑龙江省女医师协会第一届理事、中西医结合妇产科专业委员会顾问。

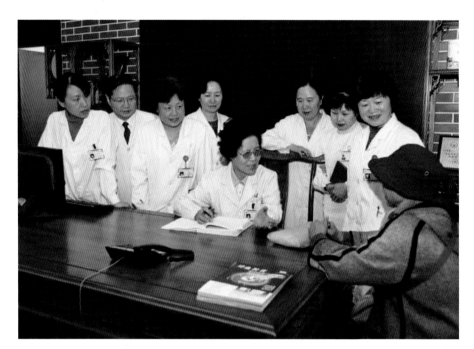

王秀霞教授门诊带教

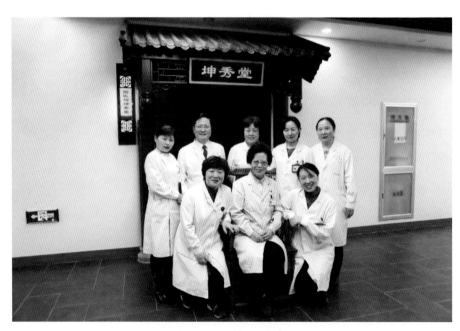

王秀霞教授与传承弟子在一起

段富津序

中医学术，源远流长，岐黄经旨，医家之崇，大道备矣；医圣仲景，病脉证治，大法立焉。道备法立，代有勃兴，群贤辈出，世有传人，今仍以其为圭臬，救生民于困厄。

祖国医学越数千年而日盛，继承和发展是不竭之动力，此乃为师者义不容辞的责任和光荣而艰巨的使命。中医学术，博大精深，古今载籍，浩如烟海，只有勤求古训，博采众方，通晓百家，融会贯通，才会获得渊博的学识、广阔的思路和坚实的理论基础，方可临证自如，法之尽善，遣药组方，成竹在胸。

全国名老中医王秀霞老师从医五十余载。为医，德术双馨，精诚合一，中医理论娴熟，临床经验丰富，善用经方，灵活化裁，师其法而不泥其方，时而运用中西医两法诊治疑难杂症，卓有建树；为学，孜孜不倦，上下求索，虽已年逾古稀，仍一直关注学术上的前沿动态，喜读各家医案，体味真谛，以精而取信；为师，言传身教，倾囊相授，致力于教育、教学，形成了一套独特的中医教育理念，培养了大批优秀中医人才。

王秀霞老师亲传弟子数十人，其中不乏当代中医精英，韩凤娟博士随师时间较多，熟谙经典，精于临床，深得老师真传，尤为勤奋好学，悟性极高，勇于钻研，善于总结，对恩师的学术思想理解颇深，经数载精心编撰，遂成此书。本书全面阐述老师的学术思想、临床心得、用药经验，毫无保留地将其多年临证精华呈现给读者，望能惠泽后学。吾拜读之后，大有启迪，故乐为之序。

时丙申孟夏既望
段富津书于黑龙江中医药大学附属第一医院

前　言

在本书即将完成之时，我首先想要感谢的是我的三位老师——王雪华老师、王秀霞老师和隋丽华老师，我的成长得益于三位老师多年来的悉心培养，二十多年来在学术上每有疑惑，老师们必倾囊相授、指点迷津。我与王秀霞老师的师徒情谊始于1998年，成为王秀霞老师的博士研究生，得老师教导；2008年有幸作为国家第四批名老中医药专家学术经验继承人再次师从王秀霞老师；自2012年8月起负责王秀霞全国名老中医药专家传承工作室的建设工作。

王秀霞老师早年师从名老中医于盈科先生，长达八年之久的师训奠定了王秀霞老师的临证基础。老师临证五十余载，对妇科疑难杂症及某些发病机制尚不清楚的疾病如外阴白斑等有自己独到的见解。老师对待学术一丝不苟，直至今日于应诊时仍亲笔记录来诊病例，每遇特殊病例常嘱学生随访。悬壶济坤人，学子满杏林，她奋斗在临床一线数十春秋解除无数女性之病痛，培养了一大批优秀的中医妇科人才。老师一贯赞同师承教育，认为"中医药师承教学具有其独特性，这是和其他的教学方式不一样的地方。师承教育不只是建立师生关系，指导临床实践，日常的工作过程也是一种耳濡目染的教学"。王老师的传承工作室——"坤秀堂"成立至今已有四载，记录了老师大量的临床医案、经验总结，今特将王秀霞老师的学术渊源、临证思维编纂整理以飨同道。适成书之际，有幸得国医大师段富津老师于百忙之中为之赠序，字字珠玑，感人至深。

《王秀霞中医妇科效验集》一书介绍了王老师的学术渊源、学术思想及疑难杂症的辨证论治方略及治疗特色、临床用药规律和常用方剂的临床应用等，从理、法、方、药各个层面全面剖析老师的学术思想，所选病例皆经层层筛选，精炼而成，遴选的方药规律亦为反复修改提炼所得，并得老师首肯，谨以此书献给广大读者。

韩凤娟

2017年5月

目　录

王秀霞自传

　　今年的十二月十一日是农历的十一月初一，恰好在 1939 年的这一天（同一个日子），我出生在肇州县丰安镇这个乡土气息浓郁的小镇上，家父在我们自己的小院落里开办了一个中医的小诊所，名曰"增寿堂"。正房三间是住屋，厢房是小药铺。我一个姐姐帮助打理抓药、配置药等事宜。由于家庭的变故，我和另一个姐姐随父母去巴彦中学，恰逢 1961 年在高仲山老先生关爱中医的基础上，黑龙江省较早地开办了牡丹江卫生学校中医专业，这也是近代正规中医学校较早之一了。1958 年校址由牡丹江迁往哈尔滨市，改学制为五年，我们也就成了第一批院校毕业生了。当时的教师都是由各县调集的临床中医参与教学，对于他们，看病容易授课难，此间我有幸遇到我的恩师于盈科，是由双城调来任教。生活上对本人略有关照，比较喜欢我学习好。当时倡导"院校合一"中医进病房，1960 年在校期间我有幸与于先生确立"师徒关系"，在这样一个背景下，耳濡目染，中医妇科彰显的临床疗效，奠定了它在我心中的地位。比如于盈科先生诊疗急性宫外孕的特殊案例，不仅给我，也给西医业界人士一个震惊，他比山西研究社还早一年，至今我还在沿用他的方药，受益匪浅是真实的写照。时至今日，学生为我写书，我深悟自己一是没有这种意识，二是笔懒，如今没为我的老师留下点什么，只是散在的几则方剂，他擅长诊疗急性病、温热病，我写的笔记，在"文革"期间，随恩师的逝世，也都散失了。

　　而今华夏又逢盛世，三批师承徒弟，姚美玉为我撰写了一本《中医妇科家珍》，出版后，出乎我的意料，没滞销。五十多年的医学生涯中，我的宗旨是"医乃仁术"，我既然选定了这个职业，由衷地热爱这份工作，我认为追求职业愉快，这不仅是一句美丽的词语，我要把它作为座右铭，这是一种无形的力量。几十年来我继承尊师的意旨，从不开大方、无故施以贵重药物，给自己谋取利益，坚持"走我自己的路，做自我想做的事"，施药于仁，仁心不违，每天求治者甚多，但我量力而行。每当治好哪位疑难病人或多年之后重返医院，特意来向我报声佳音，我都无比高兴，那是一种金钱买不来的欣慰。

教学方面，我正式在课堂执教四十余年，教学某种程度上是个呕心沥血的工作。初登讲坛，我发抖过，那是因为我初登台，大家都一样。当我再次发抖时，是我面对的台下听课者时，我惊惧万分，他们都是我的老师或同仁，那时我教学并不长，但时代需要我上台，那是一次给院内的西学中班的授课，他们无论是经验、技能、辈分都是我的师长，我不敢正视下面的每一个人，讲了十五分钟后，我才觉得我终于是正常发音了。这次讲课下来之后，他们给予我的是鼓励而不是挑剔，我认为只要你认真备课，说真话，讲实际内容，但不论多么熟悉的内容，在讲课之前，还是要有备而来，才能讲好每一节课，包括每一分钟。由于科室是重点，所以带研究生较早，面对前辈奠定的基础，我感到很大的压力。让我带第一个研究生的时候，我自己都偷偷地落过泪，害怕，怕交不了卷，但时间都过去了，我和学生们很融洽，至今在这个问题上，一直是我值得骄傲的一点，她们遍布国内外，业绩突出，各具特色，而且绝大多数都和我有密切的联系，师生关系可谓融洽。这里我要特殊的提一点，是关于中医的师承理念。我既是学生，又拜师学习，这两者关系不尽相同。课堂上接受的，和本人自悟的，它都不能替代恩师教诲，这是一种看不见的、细微的施教。比如在遇到具体病人的诊治施药上，有一种只可玩味又不能完全言表的东西，是潜移默化的。它印在你脑海里也是深藏的，不遇到的时候，你不会言表，只有碰上了，经历了，你才有体会。我带过两期师承，我觉得和研究生不能相提并论。随我临证的学生，有的是拜我为师的临床医生，也有经过考试招收的研究生，我觉得我是一位老师，应该秉师道尊严，要求他们从认真书写病例开始，继而如何认证审因、辨施遣药。教学耽误了我许多诊疗时间，但我都把它当作己任。

科研方面，由于知识占有面和能力有限，没有担当过大的科研项目，都是在朴素的起点做些临床观察而已。我阅读过的一些中医妇科古籍，觉得都特别注重"情志因素"，如《济阴纲目》《傅青主女科》《医学心悟》主体内容都体现了"女子以肝为先天"的观念，于是在探索"肝郁"的客观标记和动物模型方面开展了一些工作，妇科的"肝郁"是不容忽视的。本书付梓前夕，我想表述的一点是有状元徒弟而没有状元师傅。我们三位导师，既是同行，又情同姐妹，这也和这个学生有着一定的关系。她的硕导王雪华老师，是全国著名的《金匮要略》教学名师，声名远扬。隋丽华教授是我们妇科最早的外聘教授，她在妇科肿瘤方面的造诣是全国屈指可数的，现在我省肿瘤医院的医生中有不少是她的学生，今年她获"林巧稚"奖，乃属实至名归。我们三个人成为她的硕导、博导和博士后合作导师，而且我们三人是"友人""知己"，犹如姐妹，难能可贵。

　　该书若能对学者启之一二，则足矣。

　　末了，我想把晚年当玩年，尽力所能及之事，每天出点诊，当算我还为社会做点善事，荣幸之至，和学生们在一起，把我带回年青岁月，保持着一颗童心。

王秀霞

2016 年 10 月

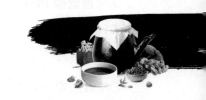

第一篇

王秀霞中医之路

　　王秀霞老师 1961 年毕业于黑龙江中医学院，时光荏苒，转眼间老师已经工作了 50 余年。近日，老师回顾了她的成长经历，向我们讲述了令她老人家感怀的往事：

　　"时值大学为高仲山老先生举办百年诞辰庆典活动，往事回荡在脑际。1956 年高老一手兴办起了我所就读的中医专业学校，这也是解放后老人家在龙江的创举，遍访全省名中医来校执教，校里又有师承。学校指令我是于盈科之徒，最让我深念的是我的恩师于盈科，清末人士，早年曾游学于张寿甫老先生，他临床善治急危重病，长于活血化瘀，遣方用药常遵《衷中参西录》之法则，性情刚直。从读书到毕业长达 8 年之久的师训，奠基了我的临证基础，当时的耳濡目染，不以为然，经历了我自己五十余年的验证后，体会到他所授于我的经方点评，时方活用，经得起重复。多年来秉承师法，每获良效，当时的只言片语，实用后方知是散金碎玉。终生遗憾的是我年幼学浅，涉世不深，毕业后任教临床，被琐事缠身，未能给老师留下任何遗著证实，悔之晚矣。师承教育和培养研究生不尽相同，1961 年我毕业在校时，我们是首批在校期间由组织提议师徒认可而建立的师生基础上的师徒关系。最初不以为然，在党的政策'中医进病房'的指令下，我随同于盈科老师进入到省立医院妇产科病房当实习生，一件至今仍记忆犹新的事情发生了。本院的儿科主治医师姜某突发急性破裂型宫外孕，因她自身血小板减少（仅 4 万）而畏难手术，众同仁会诊时邀于老参加。于盈科老师大胆直言说：'我不懂血球、血小板问题，此属中医的瘀血腹痛，相当于《医宗金鉴·妇科心法要诀》中的血滞碍气，疼过于胀，可用琥珀散方治疗。'因患者本人愿求一试，在备手术输血的前提下服药治疗，可我当时想，连我这个实习学生都叩出了移动性浊音，可见内出血很多，心里很害怕，偷偷地扯住了老师的衣襟小声说：'这是西医在试验我们呐！'被老师厉声喝斥，随即替老师书写中药方，服药两天左右，病情稳定，出人意料地保守成功了。这一举不仅是让西医相信了我们，也使我从此找到了我应走的路。老师用中药保守治疗宫外孕，早于山西，所擅长使用的琥珀散方，不仅使我受益五十年，在我们妇科也一直沿用至今，使一些研究生都很有兴趣地愿意研究它的疗效。在妇科肿瘤方面，在20 世纪 60 年代就开创过妇科肿瘤门诊，所配制的中成药，做成院内制剂（消癥丸等）应用至今。我借此学生出徒之际书写片语，告慰先师，亦望启迪后人。"

一、为师：言传身教，倾囊相授

王秀霞老师早年曾师从于名老中医于盈科先生 8 年之久。恩师对她"课徒之事，倾囊相授"的恩情和言行深深印在她的脑海，亦是她自己为师之后一直恪守的准则。自从 1996 年受聘为黑龙江中医药大学博士生导师，她已培养硕士毕业生 20 人、博士毕业生 16 人，指导博士后人员 3 人，她对每一名学生都怀着深深的爱和期许。1994 年，王秀霞老师被国家认定为带高徒指导教师。她说："能在晚年做一名师承指导教师，荣幸之余，亦感是重任在肩。今日的高徒，素质好，起点高，具有相当的临床经验，也有娴熟的妇科手术技能，确实可以教学相长。中医的发展不能只靠政策，也要靠自强。用前瞻的目光发展自己，传承作为启迪，可靠性、可重复性、可推广性必靠后者，攻克几道难关，才能推向世界。"

王秀霞老师认为，中医学博大精深，浩如烟海，只有融汇百家，通晓古今才能惠及于人，具备广阔的思路和坚实的理论基础，临证才能胸有成竹，而经典著作中蕴含了前人无数的经验和智慧，学习经典著作，就是掌握了通往中医巨大宝藏的捷径。她本人对《黄帝内经》《神农本草经》《伤寒论》《金匮要略》《医宗金鉴·妇科心法要诀》《医学衷中参西录》等经典著作的很多重要章节都背诵过，时而翻阅大量古今医学名家著作，闲暇时还喜好阅读诗词歌赋、优秀文学作品。王秀霞老师经常对学生们说，每重温一次经典，必有新的收获，对临床水平的提高有很大的帮助，而大量诗词歌赋、文学作品的阅读，不但能培养一个人的文学修养、愉悦心情，提高个人的修养，久而久之，对自己的专业水平也是一种补充，将经典中的方剂，临证加减，灵活应用于临床，取得了很好的疗效。她常用这样的临床实际案例教育学生经典著作的重要性，并要求学生能够熟读四大经典，同时还要广泛涉猎名家著作，不但要大量阅读古代典籍，还要阅读现代书籍，养成爱读书，会读书的好习惯。读书过程中，要做读书笔记，以待日后进行系统的归纳总结整理，方能更好地掌握书中的核心内涵，更快提高自身的修养和专业理论知识。博览群书，方能采各家之长、避己身之短，在学习中医的道路上越走越宽。

王秀霞老师教导我们，要学好中医，就要从真正学习中医思维方式开始，中医要学西医用仪器来诊病，而更要用智慧来诊病，其诊断疾病最核心的内容就是四诊合参。王秀霞老师在带教的过程中，发现很多学生喜好借助临床辅助检查来诊断疾病，就指出，临床的辅助检查只能帮助我们诊断病，却不能指导我们辨证，而中医通过四诊合参辨证方能论治，再予以处方治疗才能收到很好的疗效。因此王秀霞老师在带教过程中，详细地指导学生望、闻、问、切，帮助学生逐步建立中医思维模式。

多年来，王秀霞老师一直致力于教育、教学工作，形成了一套独特、高效的中医教育理念，为中医界培养了一大批优秀的人才，也为中医传统教育模式提供了一套行之有效的改革方案。她总结多年带教经验后认为，要培养学生科研能力，必须做到四个鼓励：一是要鼓励学生多动手，独立进行各项实验研究操作；二是要鼓励学生多动脑，不断开拓创新；三是要鼓励学生多关注国内外的前沿科技成果；四是要鼓励学生多交流，只有与高层次科研领域专家多交流，才能有更多的收获，取得更快进步。只有这样才能成为一名既能治好病，又能深入了解治病机制的合格的新时代医生。

二、为医：德术并重，精诚合一

五十年的临床工作，使王秀霞老师积累了丰富的临床经验，特别是在应用中西两法诊治妇科疑难杂病方面卓有建树。她对于某些目前尚不清楚病因的疾患，有独到的诊疗技术，如逆经、外阴白斑、干燥综合征、闭经溢乳综合征等病证，专于辨证而施，每收良效。对某些疑难病，在中西医结合运用上，互补长短，能切中其结合的要点。她善治月经病，如崩漏、闭经、更年期综合征等；

妊娠病，如妊娠恶阻、滑胎、妊娠肿胀（妊娠高血压综合征）；产后病，如产后身痛、恶露不绝、缺乳等；妇科杂病，如不孕症、妇人腹痛（各种急、慢性盆腔炎，尤其是难治的结核性盆腔炎），对疑难病外阴白斑有独到见解。还擅长妇科各种手术后的调节，对失去手术机会或不适合手术、放疗、化疗的妇科恶性肿瘤病人，运用中药治疗，可满意地延长病人的寿命及提高生存质量。在多年的临床实践中，王秀霞老师对一些疑难病证，如闭经溢乳综合征、多囊卵巢综合征、高睾酮值血症、高胰岛素血症等内分泌疑难病，有自己行之有效的治疗方案，为众多患者解除了病痛。多年来，王秀霞老师一直致力于中药开发，为临床提供多种有效方剂，其提供的十余种院内制剂，如痛可舒、消癥丸、调经助孕冲剂等，有的已被沿用 30 多年。她诊疗病人专心致志，从不开繁杂大方，多在 12 味药左右，或单方药，有书写诊籍的习惯，至今每天应诊仍然亲笔记录来诊病历。

王秀霞老师认为，一名优秀的医生，首先必须拥有高尚的医德。何谓高尚的医德，她归纳为三点：一颗仁心，两手并重，三省其身。所谓一颗仁心，是指医者必须怀着仁爱之心，以治病救人为自己唯一的，也是最终的追求。古语云："医乃仁术也"。仁术须由仁心施，因此只有怀着一颗仁爱之心，才能心无旁骛地济世救人，真正做到想患者之所想，急患者之所急。所谓两手并重，是指"精诚合一，德术并重"。精诚合一，德术并重是唐代孙思邈对医德最高境界的概括，所谓"精"就是为医者必须医术精湛，所谓"诚"就是医德高尚，高尚的医德是提高医术的动力及正确运用医术的前提和保证，精湛的医术则是高尚医德的反映和体现，两者相辅相成、互相促进。所谓三省其身，即为医之人每天都须再三反思己身的功与过，从而努力提高自身的修养，唐代孙思邈指出："夫大医之体，欲得澄神内视，望之俨然，宽裕汪汪，不皎不昧"。王秀霞老师常以上述三条来规范自己的行为，在临床诊治病人的过程中，绝不以使用名贵药物彰显自己，在人们十分注重金钱价值观的现代，"钱能动人心，莫让钱误心"。一切均从患者角度出发，以治病救人为第一要务，给患者以亲人般的关爱，恪守自我。同时王秀霞老师也以此作为学生医德品行考核的准则，"仁心仁德"是她对每一名学生都反复强调的要求。

三、为学：孜孜不倦，上下求索

王秀霞老师认为，中医必不能固步自守，在研究手段上的不足，一直都制约着中医现代化的进程。新一代中医人必须要做到与时俱进，学会用现代科学技术去研究、分析、传承、发展传统中医理论，才能在日新月异的世界科技发展大潮中寻求新的生存之道。

虽然已是奔向耄耋高龄，但王秀霞老师一直高度关注学术上的前沿动态，借以提高辨认的准确性，并愿意拜读近期的名家医案，玩味其实，以及中药研究的某些新动向，在临床用药方面，开创新思路，力求于精，以精而取信。她订阅了大量的国内外前沿医学、科技期刊，在不断完善自身的同时，还带动学生积极关注前沿科技的发展动态，并多次携学生参加大型学术会议，很好地为学生搭建了与国内外高水平研究交流的平台。王秀霞老师带领学生积极申报各类临床及实验研究项目，到目前为止，已申报了各类实验课题几十项，如"疏肝活血治疗妇科肝郁证的临床与实验""内障丸对女性生殖器恶性肿瘤减毒、增效机制的研究""痛可舒对外在性内异症病灶作用的研究""理冲生髓饮对诱发大鼠卵巢肿瘤相关基因的影响"等，其研究都具有很强的科研价值和临床实用价值，如"坤宁安对围绝经期大鼠卵巢颗粒细胞凋亡的研究"获黑龙江省中医管理局厅局级一等奖、黑龙江省政府三等奖；"理冲生髓饮抗卵巢肿瘤机制的研究"获哈尔滨市政府三等奖。并在国内外多家核心期刊上发表了多篇极具影响力的论文，如《疏肝活血法对正常大鼠血清 PRL、E_2、P 影响的实验研究》一文，荣获世界传统医药国际优秀成果奖。其自行研制的妇科中药坤宁安以疏肝解郁调气和营为原则，治疗围绝经期综合征取得了很好疗效，使烘热汗出、烦躁易怒、失眠等症状明显好转，其疗效可信，对一部分激素替代疗法禁忌证的病人带来了方便。她先后参编、主编《中医妇科学》等著作 5 部，发表有关学术论文 40 余篇，率先应用干扰素穴封配合中药外用治疗外阴白色病损这一新方法，应用内障丸治疗抗精子抗体引起的不孕症并得到推广。她还曾以中医妇科专家身份，参加中华医学会组织的医学代表团出访过日本，近年来带教国外留学生数以百计。

2010 年 3 月，在哈尔滨市纪念国际劳动妇女节 100 周年的评选活动中，王老师入选"百年风采女性"，表彰使她更坚定了做一个"人民信得过的好医生"的信念。作为她的学生，我们都认为，"风采女性"的称谓于她是实至名归，她不仅是"百姓信得过的好医生"，更是我们心中的榜样，不管是为学、为医、为师、为人，我们都将一直向她学习，把她的言传身教铭记于心，并且将这些学术和精神财富在我们自己的临床、教学和科研工作中继续传承下去。

王秀霞老师学习中医、临床工作至今 50 年，运用自己独特的中医诊疗技术，不仅为慕名而来的海内外众多患者解除了病痛，还教育培养了一大批优秀的中医妇科人才，可谓誉满海内外、桃李满天下。

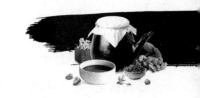

第二篇

王秀霞学术思想研究

一、用升降理论指导治疗

升降理论是中医学的基本内容。王秀霞老师认为升降失常是妇科疾病的重要病机之一，妇科疾病的治在于疏，贵在于调。调理升降在妇科的经孕产乳等疾病治疗中的运用，具有很重要的意义。妇女比之于男子，性多忧思或抑郁，以致脏腑经络多有闭塞之处，阻遏阳气不得枢转上下，若发动不遂，容易使经络之气壅遏而失和，阳气抑郁，不能畅疏而使气化失宜。

（一）纠正升降之偏的方法

调治经、孕、产、乳诸疾宜使升降有常，总以"纠其偏，复其机，顺其势，调其常"为准绳，精选方药，帮助恢复生理常态。王秀霞老师提出具体纠正升降之偏的方法有如下几点：

1. **补其不足以调升降失常** 若因气虚下陷而使月经先期、月经过多、崩漏、恶露不绝或子宫脱垂者，治以补其气虚举其陷下；而对血虚之病则应寓于补精血之中，升举下陷之气机，慎其证以补其陷下不足之因。

2. **纠其反作以举陷降逆** 如胃失和降，肺气上逆而致的妊娠恶阻或子嗽等，宜降胃气、肺气之逆以治其病；若有中气下陷而胎不安者，又应举陷以护胎元。

3. **调理气机以复升降运行** 如孕晚期，因胎儿增大，碍于气机升降，阻遏阳气的敷布，而影响脾胃升降之职，或为湿、为肿、为胀，治当以疏调为主，以达升降有常，清浊攸分。又如产后痹痛，是气血运动失常，阳气阻遏于经络而使上下窜痛，治以调理气机，通阳活血，以达升降如常而奏效。

4. **疏肝理气以助脾升胃降** 妇科病中，有的症状表现虽属脾胃不和，然究其病因，则是肝气之郁所致，如经断前后诸证、不孕等，治以疏肝以达脾与胃的升降有常，若因肾失开阖，应调补肾气以复平衡，借以使之达到升降有常，恢复肝肾的疏泄与闭藏之职。

（二）具体运用

升降失宜在妇科的基本表现形式有三：一是升降不及，可致闭经或月经过多等。二是升降反作，如经行吐衄、经行头痛、经行泄泻等。三是升降失调，可致带下病、经行浮肿或子肿等。升降之机，五脏皆有，而经、孕、产、乳的升降不仅有阴阳二气的平衡，而且经气盛衰与消长以及五脏之气的升降出入，都是动态平衡的。正如《素问·六微旨大论》中所说："出入废则神机化灭，升降息则气立孤危。"欲使体健经调，此则不可违背。顺则气安，逆则气动，气动血亦动，如横逆上犯于肝胃则经行头痛或呕吐或吐衄等，犯于肺可见子嗽，若下累于肾，气下独沉，则可致崩漏、子宫脱垂、带下病，如此等等，足见升降之枢纽虽在脾胃，然无一脏可以偏安。

察其阴阳，知其升降，方能明其补泄。论升降之法，当以李东垣为师圣，立补中益气之方，以参芪甘温，大补其气以升下陷，此属用甘温之气分药以补气之不足。妇女经孕产乳皆耗伤阴血，真阴易伤，则阳气偏亢，据此丹溪提出阳常有余，阴常不足理论，更主张以四物知柏补其阴而火自降。临床调治妇科经产诸疾虽用血药补其精血之不足，然亦强调清气下陷宜升阳举陷，虚火上升者，宜滋阴降下，这一阴一阳的用意是"静摄任阴，温理奇阳"，灵活用药，以此蕴于经孕之疾，颇具广泛的实际意义。

1. 月经病的升降调治　傅青主先生拟制顺经汤治疗逆经，用荆芥主升，然于升发之中又用地、芍、牛膝以求速降，拟固本止崩汤治疗崩漏病，意在于收提止崩，用黑姜在微微升发之中以助其收提之效。张寿甫先生亦善于运用调理升降之法，并推崇傅青主。现代妇科名家刘奉五先生，善用柴胡以疏调升降，如治疗月经过多，在常法运用清经汤时，他加用旱莲草、乌贼骨，若仔细玩味，亦属一清一收。他认为疏升降收，在治疗经行先后无定期时，拟制了"定经汤"，其方用柴胡、荆芥以升清，熟地、白芍以和降，采取升降之法寓于一方之中，孰轻孰重以别其所需。临证诊察月经病，除周期情况之外，尚须诊察色质情况，暗淡与鲜红，质清或稠浊，再参合四诊以定其升降的调治。如若肾气虚衰，天癸不充，不仅导致开阖失职，冲任失守，因其失于温煦，其经色多暗淡不鲜，治疗上宜用升补以收之，可用龙骨、牡蛎、椿皮、赤石脂等，治标以求之。若兼气陷者，可用升麻、柴胡以举陷下之阳气。若经色暗红、稠浊，热壅而使血海不宁，甚至冲气上犯而致逆经、经行头痛或躁汗等现象，可酌选当归芦荟丸加牛膝，开其闭以降之。洞察调经之治，常以桂枝、芍药并用，其意亦有桂枝升而芍药降之意，逍遥散方中，柴、薄升而栀、芍降，其间都寓意着升降之治。

王秀霞老师临证体会用升降之法调经，虽是治血，但绝不是单纯治血，而是视血之清浊，气之盛衰，以查天癸的充盈，肾气的强弱，调其平衡而恢复脏腑功能，对于升降失常者，制方应以升降并举，遣药则宜动静结合，此类月经失调者王老常用得生丹。在养血之中，注意调整气之升降，方以当归、芍药、川芎、枳壳、柴胡、木香、益母草，并用少量羌活，酌量加入牛膝。若肾虚下元不固，冲任失守者以阴阳平调别其侧重而已，年少者补阳常用锁阳、补骨脂以助阳气之敷布，老年则用杜仲、仙茅以扶阳气之虚衰。欲求止血每用茜草、炒地榆治血而助止血。如治疗经行泄泻，每于健脾止泻当中，加少许防风、白芷等升阳以止泻。在经行吐衄的治疗上，王秀霞老师常于降逆方中加荆芥穗、桔梗或少许川芎，升中以求降，调经时亦注重清降以止血，疏升以补虚。

2. **带下病的升降调治** 傅青主认为"夫带下俱是湿症"，湿邪责之于脾，脾气不升，运化无权而为滞、为湿、为带，湿邪尚能致肿、致泻等等，并拟制完带汤以健脾燥湿，以人参、白术、苍术、陈皮、甘草健脾，更以柴胡、荆芥穗升阳以散湿，而方中白芍则属和阴，既求升阳，又重视了不伤胃阴的一面，诚属阴中求阳之意，以此则有助于阳气的升发，而达除湿止带之效，更有升阳而不伤阴之妙。王秀霞老师治本病亦常以白芷与芡实同用。

3. **胎前病的升降调治** 胎前患病，治宜去病与安胎并举。王秀霞老师就升降为题，略谈其旨。如孕早期，冲气易于上逆而病恶阻，其治当以降逆平冲为主，然通补并用治呃逆，自古有方，如旋覆代赭汤、橘皮竹茹汤、丁香柿蒂汤以及大半夏汤等，均取人参大补元气，振奋阳气，再求速降。更有苏叶黄连汤，药味简单而效力专，选用苏叶清宣，微微升发之中，用黄连降逆止呕。而在保胎的治疗上，肾虚胎元不固，气虚下陷则宜升陷选用参类；宜用升提的要药升麻；而发表中可用生升麻；欲安胎必用蜜升麻。一者蜜制去其毒性，二者蜜制宜于升陷而力专。又如对子肿的治疗，不论是脾肾阳虚，还是气滞为肿，均宜通阳行气，以达行水运湿的目的。选方五皮饮、白术散、千金鲤鱼汤、茯苓导水汤等，均用生姜升阳以化气，阳气化则有助于行水以降其湿。对气滞型子肿，因阻遏气机升降，清阳不升，浊阴下滞，升降失司，治用天仙藤散，其中以生姜、苏叶升清阳，而有助于猪苓、泽泻等以降气行水之治。其他如胎气上逆的"子悬"，惯用紫苏饮调治，方中紫苏升于上，以芍药、大腹皮行于下。治疗妊娠小便不通，多用益气导溺汤，方中以桂枝、升麻、桔梗升提下陷为主，意在通其闭，是在通利之中而取益气举陷之效。

4. 产后及其他病证的升降调治 治升降之法，虚瘀皆用。产后气血俱亏，诚多虚证，虚证之中亦有升降失常，如叶天士论产后痹证时说："因气血走动，升降失常，留滞于肢节间，趁痛散……如神汤。"而如神汤方中以桂枝通阳而行于上下，趁痛散更以桂枝、薤白通于上，用牛膝以达于下。又如独活寄生汤以细辛、防风、肉桂行于上，以牛膝降于下。如对乳汁缺乏，傅青主制通乳丹方中，以柴胡、白芷升于上，以王不留行、穿山甲、通草行于下。《金匮》"产后腹中痛，当归生姜羊肉汤主之。"生姜辛温通于上，当归和血行于下，以助其羊肉补益中州脾胃之效，此皆属虚证中的升降和调。

此外，《济阴纲目》催生饮，以白芷配川芎行于上，以大腹皮通于下，以助催生。下死胎的救母丹方用人参、荆芥穗益气升阳，更用益母草降下以逐死胎，还用赤石脂以防阴血暴亡，升中有降，活血中又有固摄。又如治疗癥瘕等病证常用的开郁正元散，方中用桔梗之意，绝非是载药上行，而是调升降以复气机之运行，则有助于活血散结，此谓升清者亦能降浊，即阳中有阴之意，相反，降者亦能升清，是谓阴中有阳之理。

因此说善调汤剂者，每有升降并用亦成其妙也。正如前人所言，一阴一阳谓之道，妇女的经孕产乳之疾，亦须明升降之理，承经方之旨，犹如麻杏并用，麻升而杏降，桂枝芍药合用，桂枝升而芍药降一样。又如更年期常呈现心肾不交，其实也是指心肾之气升降失常，即肾气不升，心气不降所致。因此制剂遣药不可一意孤执，王老师常说于盈科老先生治疗产后病，一向尊承前人之旨，方中常用荆芥穗，诊治产后头身疼痛，发寒热之疾，处方常是寒热并置，如常用藁本、细辛、黄芩在一方之中用治头痛，以麦冬、益母草、荆芥穗亦治头痛，对此曾迷而不解。后经袭用，体会到对产后病的虚中夹实，方以寒热并用，散寒清泄置于一方，果有奇效，颇有领悟。严守辨证调治疾病，如绝不因"炎症"二字而一派清热解毒，病见上逆则一派降下。某些教材版本上，治逆经运用四物汤，强调必须减去川芎，以防辛窜于上下，王秀霞老师认为大可不必。又比如病情一诊断有包块，认定癥瘕病，就孤行消坚，如此治病，初期颇有疗效，然观其始终，既可见病势容易留连不已，又可致胃气受伤。

王秀霞老师在反复拜读傅氏之书，念张氏医案，察刘老之验，自觉有如下几点体会：①妇科病的治疗过程中，升降失司之治在于疏，贵于调。②遣方用药，宜注意动静结合。静摄任阴，动理奇阳。③欲求速降，升中以求降，方能使清浊攸分，升降有常。④补益与消坚之间，均勿忘于以中性药为使，诚如异功散的补益之功优于四君子汤一样。

（三）典型病例

丁某，32岁，中学教师，未婚，主诉：经行鼻衄十余年。病史：二十岁左右即开始出现经行前后鼻衄，反复检查均否认其他出血性鼻患。现在月经亦不规律，经常呈现后期量少。月经16岁初潮，尚属规律，每月一潮，无痛经史，每次持续3~5天，现在经常便秘，平素善太息，脉象弦数，舌红而干，按肝经郁热调治。处方：当归15g、元参20g、生地20g、怀牛膝15g、益母草20g、泽兰20g、丹皮10g、五灵脂15g、香附15g、桔梗5g、白薇15g。每于经前服用一周。治疗两个月，根据基础体温曲线判定：有排卵。自诉头痛，月经中期鼻部少量出血，相当于排卵时期仍有鼻衄。分析该患出血史十多年，肾必受"损"，查傅青主对本病的论点：病久者，必累及肾，于前方中酌加补肾之品，处方：牛膝20g、当归20g、赤芍15g、益母草20g、川芎10g、车前子10g、丹皮15g、蛇床子10g、巴戟天15g、仙茅15g，嘱其于月经来潮后第十天即开始服药，每月连服15剂，数月后告知已愈。连续用药4个周期。

唐某，41岁，本学院职工，主诉：经行两天，血量不多，但鼻出血较多，既往有经行鼻衄史七年，现又复发，既往每到秋天时则呈现经行衄血、鼻衄血多、月经量少，有高血压病史，其人形体较胖，自诉经常头痛。右脉稍弦，左脉沉弦，按肝经郁热调治，方以顺经汤加减：生地25g、川牛膝20g、丹皮15g、白芍25g、白茅根15g、知母10g、茯苓15g、玄参25g、生甘草10g、煨芥穗10g。连服10剂，于下次月经前又服用6剂，鼻衄血停止，随访治疗后一直未再出现经行衄血。

按： 王秀霞老师每遇本病，均注意升中求降，少用煨芥穗、桔梗、川芎之类寓于降逆之品，特别是第二例，每到秋天时必衄，秋乃肃杀之气当令，而秋燥对常人无妨，若素体阳气偏盛者，每遇燥气相感，则触之即发，欲求速降，则以升发为佐，但治本病总以清热活血，活血则有助于降逆，血活经自通，经通逆亦平。丹皮、生地、益母草清热活血对本病较为有效。

二、同方异治、同病异治

"异病同证"是指在不同的疾病过程中由于病因、病机、发展趋势的相似，出现了相同的病机变化，即出现了相同的"证"，可以采用相同的治疗方法和手段，包括相同的方剂，即"异病同治"。王秀霞老师临证时多采用"谨守病机，不拘证候"的用方原则，在辨证中传承"同方异治"的治疗理念。

例如《医宗金鉴》中的琥珀散，原方云："血凝碍气疼过胀，本事琥珀散最良"，王秀霞老师经过加减后，将其应用于宫外孕急性期或陈旧性包块的保守治疗，及各种血瘀型痛经、子宫内膜异位症、盆腔炎性包块、术后的盆腔粘连、慢性盆腔炎症等症的治疗。2000年，王秀霞老师收治了一位27岁女患，该患双侧卵巢巧克力囊肿，右侧似手拳大，左侧似鸡卵大，边界不规则，子宫粘连不活动，已婚2年，未孕，王秀霞老师用琥珀散加减治疗3个月，左侧肿块消失，右侧肿块减小，并于同年妊娠，于妊娠足月，经剖腹产喜得一女，术时同时行右卵巢巧克力囊肿核除术，随访2年，产后服用王秀霞老师提供的院内制剂痛可舒（以琥珀散为主方加减制成的中成药）治疗数月，未有复发。本方是王秀霞老师跟随先师学习所得而沿用至今，其虽名为琥珀散，但原方中并无琥珀一味，但王秀霞老师发现琥珀在使用上可行性有两点：一是活血，它的活血效应与其他一般活血药作用不相同。她曾说："该药可化血为水。"这一说法虽属形象化，但充分说明能促进内出血的吸收，作用迅速。其二该药原本属镇静安神之品，这类病人也恰恰需要这种作用，所以多年来在遣方当中亦习惯应用。琥珀散全方由三棱、莪术、丹皮、肉桂、延胡索、乌药、丹参、当归、赤芍、生地、刘寄奴、琥珀等药味构成，共奏破血逐瘀、温经散寒、行气止痛之效。

"同病异治"则是在相同的疾病过程中出现了不同的病机变化，即出现了不同的"证"，王秀霞老师依据《伤寒论》中汤证辨析方法中抓主症，但见一症便是，不必悉具的理论，抓住脏腑经络气血变化，体现有方时效其用，无方时会其神，而欲会其神必先明其根。王秀霞老师在临床上灵活运用"同病异治"原则治疗逆经等少见疾病。

逆经的多数患者相继出现经行量少，甚或闭经，也有人提出逆经可以造成子宫内膜异位证。李时珍曾说："有停经只吐血、衄血或眼耳鼻出血者是谓逆行。"宗旨多本于《灵枢·百病始生》"阳络伤则血外溢，血外溢则衄血"的理论。诚然，经行前后，冲气较盛，血海满溢之际，若为热迫，则易动血，血随气逆，郁热上冲，血出口鼻，临床可见肝胃火盛和阴虚肺燥两型。经前者为热壅，经后者亦属余热内炽而致。治法以清热活血，引经下行以平其逆。用药不论是清肝泻热还是养阴清热，均宜分别选用活血之桃红、益母草、泽兰、丹皮、香附、丹参之辈。引经下行是治疗中不可缺少的方法。徐荣斋使用重镇的赭石治逆，张寿甫则用半夏，沈氏用降香，《类证治裁》用苏子，亦有用竹茹者，众家共选川牛膝作为引经下行的要药。古方尚有应用童便引经下行者。值得提出的是：治疗本病，仅执于此，尚为不足，详查古论，验之于今，颇有启迪，前人治此，顾及平调，正如张景岳治"肾"一样，对肾的阴阳平衡采取阴中求阳，阳中引阴，以此论治，则收效尤速。而治疗逆经的法则，在同病异治中亦体现升降之法。欲求止血，则以活血为先，欲求速降，则从升中以求降。王秀霞老师常用《古今医鉴》中清经四物汤之艾叶，傅青主顺经汤中之荆芥穗，《医学心悟》中益母胜金丹之群药酒制，《万氏女科》中四物凉膈散之桔梗等，均含此理。临床上以活血为主，辨证的治疗子宫内膜异位症，这两种疾病的治疗很可能存在着异病同治的有效方法，积极治疗逆经，调整机体升降平衡，可能对预防子宫内膜异位症的发生有意义，仍值得进一步研讨。

根据不同病因所致的不孕症在临床中亦应用不同治法。王秀霞老师认为引起排卵障碍的不孕症的病因多与肾虚、肝郁、痰湿相关，尤与肾虚关系密切。肾藏精而司生殖，为先天之本，主藏精气，是人体生长、发育、生殖的根本。女子发育到一定时期后，肾气旺盛，肾中真阴——天癸由先天之微少，而逐渐化生、充实，才能促成胞宫有经、孕、产、育的生理功能。同时肾精为化血之源，直接为胞宫的行经、孕胎提供物质基础。卵子是生殖的基础，藏于肾，其发育成熟与肾精充盛密切相关，卵子的正常排出有赖于肾阳鼓动，冲任气血调畅，其中任何一个环节出现问题，均会导致排卵功能障碍；肝主藏血，主疏泄，畅达气机，理血调经，若肝气不疏，情志不畅，以致冲任不能相资，肝郁伤脾，脾伤不能通任脉而带、任、督脉亦失调，胎孕不受；朱丹溪《丹溪心法》说"肥盛妇人，禀受甚厚，恣于酒食，经水不调，不能成胎，谓之躯脂满溢，闭塞子宫，宜行湿燥痰"。首倡痰湿不孕。痰湿为阴邪，最易阻滞气机，损伤阳气，致生化机能不足，月事不调或致经水不利，阻滞冲任及胞宫胞脉，影响"两神相搏"致冲任不通，不能成孕。所以王秀霞老师将排卵障碍型不孕分为肾虚、肝郁、痰湿三型分型论治。王秀霞老师认为肾虚型排卵障碍病程多较久，多表现为肾阳虚，故她多从肾阳虚论治，采用补肾助阳的温胞饮治疗，且温胞饮有促排卵的作用，中医学认为排卵前机体多处于阴偏盛、阳偏衰的状态，排卵后则相反，排卵则是这种状态转变的枢纽，温胞饮能促进机体这种由阴偏盛向阳偏盛的转化，说明温胞饮有促排卵的功效。所以王秀霞老师多应用温胞饮治疗肾虚型排卵障碍，且取得了良好的疗效。

三、重脾肾，固正气，治未病

《医宗金鉴·妇科心法要诀》说："男妇两科同一治，所异调经崩带癥，嗣育胎前并产后，前阴乳疾不相同。"人体以脏腑、经络为本，以气血为用。脏腑、经络、气血的活动，男女基本相同。但是女性在脏器上有胞宫，在生理上有月经、带下、胎孕、产育和哺乳等，这些与男性的不同点便构成了女性的生理特点。妇科疾病的发生，不同类型的体质，同一因素致病可有不同临床表现。同样是先天不足、早婚多产、房事不节，损伤肾气，但结果不同。有的人主要是损伤了命门真火，而表现为肾阳虚衰诸证，如肾阳虚型经行泄泻、带下、子肿、不孕等；有的人主要是耗伤了阴精真水，而表现为肾阴亏损诸证，如肾阴虚型崩漏、闭经、经断前后诸证、胎动不安等。又如同样是感受湿邪，但由于体质阴阳盛衰的不同，而结果各异。有的湿邪从阳化热，表现为湿热诸证，如湿热型带下病、阴痒等；有的湿邪从阴化寒，表现为寒湿诸证，如寒湿凝滞型痛经、闭经等。妇科疾病易由实转虚，虚实夹杂，反复发作，逐渐进展，"治未病"的思想是中医学治则学说的基本法则、核心价值的首要体现，是指采取预防或治疗手段，防止疾病发生、发展的方法。包括"未病先防""病后防变""瘥后防复"等方面。治未病的目的在于及时调整人体的阴阳平衡和脏腑功能，使机体经常处于"阴平阳秘，精神乃治"的健康状态。

王秀霞老师常说在治疗疾病的过程中着重脾肾，固正气，以"治未病"理念调整人体的阴阳平衡和脏腑功能。例如王秀霞老师临床开发应用了院内制剂内障丸治疗妇科疾病，就是固正气，以"治未病"理念治疗妇科疾病，调整人体的阴阳平衡和脏腑功能的具体体现。

内障丸最早应用于治疗白内障等眼科疾病，王秀霞老师率先把内障丸应用于抗精子抗体阳性所致滑胎的治疗中，经过数年的临床实验，证明内障丸使抗精子抗体阳性阴转率高达93.94%。内障丸由鹿茸、紫河车、海马、蛤蚧、红参、枸杞子、山茱萸等组成，具有平调阴阳、补肾益气之功。方中选用鹿茸、紫河车、海马、蛤蚧等以同气相求，补益精血。鹿茸味甘、咸，性温，主归肝肾二经，为血肉有情之品，是温肾壮阳，益精血之要药，现代药理研究表明，鹿茸有调节免疫功能的作用，能显著增强小鼠单核巨噬细胞的吞噬功能，并具有类雌激素作用，可使正常大鼠，幼大鼠及去势大鼠子宫增重；紫河车味甘咸，性温，能"峻补营血"，为"补之以味"之要药，温肾补精，益气养血。现代药理研究表明，胎盘成分对免疫系统抗体的形成具有双相调节作用，在改善小子宫方面具有其他药物所不能替代的滋补作用；海马味甘、咸，性温，"能补元阳"，为"益精种子"之要药。现代药理研究认为海马有性激素样作用，可使正常雌性小鼠的动情期延长，子宫和卵巢重量增加；蛤蚧性平，味咸，入肺肾经，功能助肾壮阳，益精血，现代药理学研究表明蛤蚧乙醇提取物可增强豚鼠白细胞的运动能力，同时可增强吞噬细胞对细菌的吞噬功能。四药均为补肾阳，益精血之品，相合而奏补元阳，益肾精之功。再配以红参，大补元气，枸杞子滋阴、益精、养血。全方共奏阴阳平调、健脾益气之效。

本方以祖国医学"以脏补脏"的理论为依据，组方多采用血肉有情之品，填补精血，体现了"精不足者，补之以味"的真谛。诸药相合，助阳而又能生阴，滋阴而又能化阳，阴阳气血交补，由是精生而又气旺，气旺而神畅，以成滋阴养阳，补元气、填精血之方。阴阳互根，气阳同属，阴血同类，诸药构成气血相融之剂，而大补元阴、元阳，以化生肾气，温而不燥，滋而不腻，阴阳平调，共奏补肾益气，填精益髓之功。是方有阴有阳，无偏胜之忧，入气入血，有和平之美。

根据"治未病"理念，王秀霞老师将内障丸应用到治疗免疫性不孕中，以达到调整人体的阴阳平衡和脏腑功能的目的。据报道：近年发现的不孕症中，20%~40%是由于免疫因素引起的。而近些年最受关注的是抗精子抗体阳性，包括封闭抗体阴性。王秀霞老师在结合本病西医诊断的基础上，通过多年的临床实践，认为本病的发病机理是肾气亏虚，冲任不足，不能摄精成孕，或孕而不育。抗精子抗体阳性患者多因先天禀赋不足，或房事不节，或因流产引起冲任损伤，或起居不慎，感受外邪，损伤肾气，冲任虚衰，以致不孕。在临床中我们发现本病初期多偏于肾阴虚及肾精亏损，以致冲任血少，胞脉失养，不能凝精成孕；日久阴损及阳，则肾阳亏虚，冲任失于温煦，不能摄精成孕；或阴阳俱虚而致不孕。抗精子抗体阳性患者多有腰膝酸软、头晕乏力、耳鸣、畏寒肢冷、不耐寒热、易于疲劳等肾虚表现。或偏于肾阴虚，或偏于肾阳虚，或阴阳俱虚。根据"虚则补之"的原则，治疗应着重补肾气、调冲任。在临床上王秀霞老师采用内障丸治疗本病取得了良好的疗效。我们曾通过动物实验研究了内障丸对抗精子抗体阳性治疗的机制，发现内障丸能够抑制 AsAb 的产生，改善机体的免疫状态和子宫的免疫环境，从而达到提高生育能力的目的。

四、调经四步法

　　王秀霞老师临证治疗月经病，坚持治本以调经。宗傅青主"经水出诸肾"和《景岳全书》"故调经之要，贵在补脾胃以资血之源，养肾气以安血之室，知斯二者，则尽善矣"之说。认为治疗月经病治本应以补肾、扶脾、疏肝、调理气血为要。补肾目的在于益先天之真阴，用药以填精养血为主，佐以助阳益气之品，使阳生阴长，精血俱旺，则月经自调。脾胃健运，气血充盛，则源盛而流自畅。然而不宜过用甘润或辛温之品，以免滞碍脾阳或耗伤胃阴。疏肝目的在于通调气机，用药以开郁行气为主，佐以养血柔肝之品，使肝气得疏，气血调畅，则经病可愈。调理气血当辨气病、血病，病在气者，治气为主，治血为佐；病在血者，治血为主，治气为佐。气血来源于脏腑，补肾、扶脾、疏肝也寓调理气血之法。临证要分辨不同年龄的妇女的生理特点，治疗的侧重点也不同。王秀霞老师治疗月经病根据不同的发病原因，结合月经周期各个阶段的不同，根据自拟的"调经四步法"，采取不同的原则，以达到中药调整月经周期，无排卵型促进排卵的作用。

　　1. 月经期（月经 1~3 天）　月经期是血海满盈而泄之时，经血以畅行为顺，投以温经活血化瘀之药，有利于改善子宫内膜修复机制，防止经期延长，崩漏发生，故予以温经散寒，活血化瘀之法，服少腹逐瘀汤加减，药味有当归、生蒲黄、炒灵脂、延胡索各 10g，赤芍、川芎、炮姜、甘草各 9g，小茴香 12g、炒没药 6g、肉桂 5g（月经量多者，酌情应用）。出自《医林改错》的少腹逐瘀汤取温经汤之义，合失笑散加减化裁而成，温经汤，见于《金匮要略》，本方治证皆因冲任虚寒，瘀血阻滞所致，功用温经散寒，祛瘀养血，因本方寒热消补并用，以温养冲任为主，为妇科调经常用方，故名"温经"；而失笑散则见于《太平惠民和剂局方》，本方所治都由瘀血内停，脉道阻滞，血行不畅，功用活血祛瘀，散结止痛。

2. **经后期**（周期 8~13 天，月经后期者可适当延长天数） 经后期经血耗伤，血海空虚，宜于调补，投以填精益肾之药，不但可以促进卵泡发育和雌激素分泌，改善宫颈黏液的质量，有利于精子穿透以助孕，还有助于子宫内膜的修复和再生以调经，此期应用填精益肾，养血调经之法，以自拟益肾调血汤加减，药味有熟地、山萸肉、女贞子、肉苁蓉各 12g，菟丝子 20g，当归、炒山药、炒香附、甘草各 10g。益肾调血汤由左归丸合二至丸加减而成。左归丸见于《景岳全书》，本方证是真阴不足，精髓内亏，功用滋阴补肾，育阴潜阳，本方以阴柔滋润之品为主；而二至丸则见于《医方集解》，主治肝肾阴虚之证，丸剂服用尤佳，缓缓收功。临床多使用院内制剂内障丸补肾滋阴进行治疗，药物组成：鹿茸、紫河车、海马、蛤蚧、红参、枸杞子、山茱萸、茯苓。

3. **经间期**（周期 14~16 天） 经间期是体内阴阳相互转化的关键时期，应用益肾疏肝、活血通络之药，可促使成熟卵泡破裂排出和黄体的生成，使子宫内膜为受精卵的着床作好准备，结合 B 超，卵泡 ≥ 18mm 者，益肾疏肝，活血通络，予以自拟舒肝活血汤加减，药味有白芍、生麦芽、石见穿、鹿角片各 12g，当归、丹参各 10g，柴胡、桂枝、香附、甘草各 9g，水蛭 6g。本方是根据王秀霞老师多年的临床经验总结而成。

4. **经前期**（18~23 天） 经前期肾之阳气渐旺，宜于疏导，治疗上王秀霞老师强调"调经之要，贵在补脾胃以资血之源，养肾气以安血之室"，着重温肾健脾以助胞宫藏而不泻的功能，使经血安固而不致妄动。此时用温补肾阳、兼补肾阴之药，促进雌激素、孕激素的分泌为受精卵创造一个好的生长环境。温阳益肾，予以自拟温阳益肾汤加减，温阳益肾汤药味有菟丝子、紫石英、蛇床子各 5g，熟地、桑寄生各 12g，香附、甘草各 9g，当归 10g，巴戟天、仙灵脾各 15g。温阳益肾汤由右归丸合二仙汤加减而成。

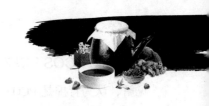

第三篇

专病辨治

一、多囊卵巢综合征（PCOS）

1. 对 PCOS 的认识 王秀霞老师根据多年临床经验，对于 PCOS 有独到的见解，认为肾虚是 PCOS 发病的主要原因，痰湿贯穿本病的始末，个别瘦型患者夹瘀，但肾虚是发病之本。肾为先天之本，肾气充盛，肾中真阴不断得到充实，天癸成熟。天癸成熟是月经产生的前提条件。肾主藏精，肾精通过经脉滋养冲任。精血同源，精可化生为血，精充则血盛，而血为月经的物质基础。可见月经的产生与肾密切相关。肾精亏虚，冲任失于充养，血海不能按时满盈，可致月经后期；或肾精亏虚，无以化为经血，无血可下则致闭经。因此，王秀霞老师认为，肾虚是本，是该病的核心病机。肾者主水，脏腑功能失调，肾不能化气行水，反聚为湿，阻遏气机，气滞痰瘀，凝血阻滞胞脉，产生月经失调，经水稀发或闭经等症。脾主运化水湿，若肾阳虚不能温煦脾阳，脾失健运，痰湿内生，痰湿流注冲任，瘀阻胞脉而发病。痰湿、血瘀积聚是本病的另一表现，是本病的外在表象。根据肾虚为本这一思想，提出了"温化痰饮，疏通经络，调理冲任"的治疗原则，结合临床辨证治疗呈现月经周期后，再应用中药周期疗法治疗。王老师认为月经是一种周期性藏泻的过程，先藏而后能泻。故治疗一般应先补而充之，继则疏而通之。补乃助其蓄积，疏属因势利导。因此月经净后先以补肾填精，温暖下元，充养血海为主，月经后期补肾化痰通络，使脏腑和顺，痰湿自化，络脉得通，月事如常。对于闭经时间较长的患者，采用中西医结合治疗，必要时胰岛素增敏剂治疗，偶尔因病人急于月经来潮应用黄体酮治疗，然后在辨证的基础上灵活应用温阳补肾、化痰通络法调治。这样既可缩短疗程，又能克服激素治疗副作用大、不易长期使用的缺点，疗效可靠，不易复发。

2. 分型论治

（1）肝肾阴虚，血瘀内阻型

主证：月经量少、后期，甚至闭经，形体瘦弱，多毛痤疮，腰酸膝软，手足心热，头晕目眩，肌肤甲错，大便干结，舌暗红或有瘀点瘀斑，脉沉细或涩。

治法：滋肾活血，调理冲任。

方药：

1）自拟益肾方加减。

方药组成：赤芍 10g、川楝子 15g、浙贝母 20g、鳖甲 15g、枸杞子 15g、当归 15g、淫羊藿 15g、牡丹皮 15g、泽泻 15g、茯苓 20g、甘草 10g。

方中牡丹皮清泻相火，泽泻利湿泄浊，浙贝母清热化痰，散结解毒。当归补血活血，调经止痛，润肠通便，枸杞滋养肝肾之阴，川楝疏肝气，茯苓健脾除湿，补后天之精，赤芍清热凉血，活血祛瘀。全方滋化源，奉生气，天癸居其所，壮水制火，使月经正常。然后在辨证的基础上灵活应用温阳补肾，化痰通络法调治。

2）调经助孕冲剂（院内制剂），用于月经后半期。

（2）脾肾阳虚，痰湿内阻型

主证：月经后期，量少，甚则闭经不孕，白带量多，形体肥胖，多毛或毛孔粗大，黑棘皮症，四肢倦怠乏力，畏寒肢冷，腰膝酸软，性欲淡漠，小便清长，大便不实，舌体胖有齿痕，或舌紫暗，或苔厚腻，脉沉细或沉滑。

治法：温补肾阳，化痰通络。

方药：苍附导痰汤加减。

方药组成：苍术 15g、香附 20g、陈皮 15g、半夏 15g、茯苓 15g、胆南星 10g、枳实 15g、鸡内金 10g、生山楂 15g、牛膝 20g。

方中二陈汤燥湿化痰，健脾和胃，以绝生痰之源；苍术气味芳香，辛温燥烈，燥湿健脾力强；胆南星其性寒，微辛，最能豁痰，又能清热，与苍术共同加强二陈汤祛痰湿作用，痰湿既是脾虚健运失职的代谢产物，又是阻滞气机的病因，痰湿停滞则气机不畅，故用香附疏肝理气，为气中血药，理气行血；枳实苦辛微寒，破气消积，化痰除痞，配合香附疏解肝郁，行气导滞，通阳达郁，气行则痰消；甘草补脾和中。配以牛膝活血通经，引血下行，诸药相合，燥湿除痰，行气活血，使痰湿祛，气血运行通畅，则月事以时下。以本方为基础根据兼证进行加减：加白芥子、远志，遵"病痰饮者，当以温药和之"之旨；其二，白芥子本身最能利寒痰。临证随症加减：兼肾虚者加仙茅、淫羊藿；兼血瘀者加刘寄奴。肾虚痰湿型偏阴虚加山茱萸、女贞子；偏阳虚加锁阳、仙茅、淫羊藿、巴戟天等。气滞痰阻型，加当归、赤芍、乌药。血瘀痰结型，选加川芎、莪术、桃仁等。气虚痰凝型，加黄芪、党参、升麻等。中药周期治疗方面，经净后内膜脱落，精血耗伤，血海空虚，治以补肾填精，温暖下元，充养血海为主，以促卵泡发育，加女贞子、旱莲草等；排卵前后用滋肾活血以促卵泡排出，酌加丹参、艾叶炭等；月经中期至月经前期肾气旺，天癸充，冲任盛，为阳气活动旺盛阶段，治以补肾助阳，使脏腑和顺，痰湿自化，络脉得通，月事如常，选加仙茅、淫羊藿等。

中西医结合治疗中，对合并胰岛素抵抗者，结合二甲双胍类药物治疗，不仅可改善胰岛素抵抗状态，且能纠正与胰岛素相关的代谢紊乱。配合中药促进痰湿运化，气机流畅，临床上能取得良好疗效。

[案例]

患者金某，女，33岁，2006年8月25日初诊。

主诉：停经4个月。

现病史：14岁初潮，月经一向不规律，2~8月一行，持续3天，月经量少、色暗、有血块，经前乳房胀痛，形体肥胖，结婚3年无避孕措施未孕。外院曾诊断高泌乳素血症，口服溴隐亭，泌乳素降至正常水平。现患者停经4个月，自觉乏力、腰酸、头晕耳鸣、头痛，舌暗有瘀点，苔白腻，脉沉。体格检查：身高163cm，体重84kg，黑棘皮（+），胡须明显。

辅助检查：超声卵巢呈多囊改变，子宫内膜厚5.7mm；性六项：FSH：5.47mIU/ml，LH：14.05mIU/ml，E_2：156pg/ml，PRL：400ng/ml，P：2.05ng/ml，T：90.31ng/dl；MIR：垂体可见其上缘明显增大突出，垂体蒂偏斜，垂体高度为8mm，和之前（2003年11月19日）比较，略有缩小，增强扫描后可见垂体明显均匀强化。

中医诊断：月经后期（肾虚血瘀痰凝型）。

西医诊断：①多囊卵巢综合征；②垂体微腺瘤；③原发不孕。

治法：补肾活血祛痰。

停经 90 天以上，月经未潮，给予安宫黄体酮 8mg/ 日，连服 5 天，停服后出血、经复。月经后 1~15 天以补肾为主，月经前 1~15 天以疏肝解郁，活血化痰为主。

补肾以自拟益肾方加减，药用：山茱萸 15g、赤芍 10g、仙茅 15g、覆盆子 20g、鳖甲 15g、狗脊 15g、巴戟天 20g、当归 15g、淫羊藿 15g、牡丹皮 15g、泽泻 15g、茯苓 20g。

活血化痰用苍附导痰汤加减，药用：苍术 15g、香附 20g、陈皮 15g、制半夏 15g、茯苓 15g、胆南星 10g、青皮 15g、牛膝 20g、枳壳 10g、鸡血藤 15g、远志 15g、桔梗 10g、浙贝母 15g、甘草 10g。

两方均为水煎剂，日 1 剂，早晚两次分服。

复诊：2007 年 12 月 26 日，经上述方案治疗一段时间后，患者月经量稍增，腰酸、头晕耳鸣、头痛症状消失，乏力症状缓解明显，胡须明显减轻，舌暗，脉沉。基础体温测定双相，性六项测定：FSH：6.52mIU/ml，LH：8.97mIU/ml，E_2：32pg/ml，PRL：22.3ng/ml，P：0.41ng/ml，T：81.1ng/dl。与第一阶段相比，患者垂体微腺瘤的头痛症状消失，肾虚症状改善，且有排卵。

复诊：2008 年 3 月 16 日，治疗 3 个月后，再诊月经量适中，持续 8 天，无明显不适症状，舌暗，脉沉，基础体温测定双相，体格检查：体重 77kg，黑棘皮（－），胡须明显减轻。性六项测定：FSH：3.64mIU/ml，LH：4.64mIU/ml，E_2<20pg/ml，P：0.76ng/ml，PRL：219ng/ml，T：27.9ng/dl。与第二阶段治疗相比症状改善明显，并且月经量改善明显，生殖激素水平得到明显改善，LH、FSH、T 降低明显。继续以化痰除湿之苍附导痰汤加减治疗。

2009 年 9 月 6 日复诊，自述末次月经 7 月 31 日，已停经 36 天，自觉发热。辅助检查：尿妊娠试验（＋），HCG：410.89mIU/mL，P>20ng/L。孕期顺利，随访至 2010 年 5 月 2 日，经剖宫产，产下一健康男婴。

按：多囊卵巢综合征合并垂体微腺瘤病情日久复杂，受孕往往是患者就诊的最终目的。本病例先以补肾活血化痰为主治疗。补肾所用方中仙茅、狗脊、巴戟天、淫羊藿温补肾阳，山茱萸、覆盆子、鳖甲滋补肾阴，茯苓、泽泻利水渗湿，赤芍、当归、牡丹皮活血利水，补而不滞；待症状及激素水平改善后继以祛湿化痰，经过近3年的治疗患者成功受孕。第一阶段患者的肾虚及肝郁症状明显，月经前半期用大量的益肾药物，后半期以疏肝解郁，调理冲任，化痰消坚，使患者的症状改善明显。第二、三阶段患者肾虚痰湿症状明显，口服苍附导痰汤。方中苍术气味芳香，辛温燥烈，健脾燥湿，升阳散邪；香附芳香辛散，其性宣畅，通行气分，散解六郁，兼入血分，疏通脉络，又为"气中血药"，为女科要药；陈皮、青皮、茯苓理气调中，燥湿化痰，快膈导滞；胆南星、桔梗、浙贝母、远志豁痰清热；半夏燥湿化痰，辛而能守；牛膝、鸡血藤活血，甘草补脾和中，桔梗与枳壳相配，一升一降，升清而降浊，全方主用芳香泄浊，消痰通络，辅以辛散痰结，防其浊痰瘀滞内生，诸药相配，相得益彰。

二、妊娠水肿

1. 对妊娠水肿的认识 王秀霞老师认为子肿形成的病机主要是肺、脾、肾三脏虚损，通调三焦水道、全身水液津精输布功能失常，导致湿滞头面、四肢和全身肌肤间，形成水肿。她认为子肿一病，肿胀是其最主要的特点，肿属水，胀属气。根据患者症状的不同将子肿分为水肿、气肿两类。水肿者又分脾虚、肾虚两型；气肿者，则归为气滞型。因此把子肿分为脾虚湿滞型、肾虚湿滞型、气滞湿郁型。《医宗金鉴》中说："妊娠水肿、肿满、子气、皱脚脆脚等证，皆由水气湿邪，伤于脾肺为病也……皆宜用茯苓导水汤治之。"王秀霞老师推崇古法，因此在治疗子肿时，应用理气行滞、利水除湿兼健脾补虚之法，选用茯苓导水汤临床加减。同时需分清标本缓急。对于急性起病者，因标病甚急，故以利水祛湿去标为主，但水势稍缓即转顾其本，不可利水太过，以伤胎气。此是遵循"衰其大半而止"之训。

茯苓导水汤是《医宗金鉴》方，王秀霞老师遵循古方，她认为妊娠肿胀乃因水湿内留所致，可不必因辨证不同而有所拘泥，故采用茯苓导水汤和脾肺，利水湿。茯苓导水汤的药味组成包括茯苓、猪苓、砂仁、木香、陈皮、泽泻、白术、木瓜、大腹皮、桑白皮、紫苏叶、槟榔。方中茯苓、猪苓、白术、泽泻健脾行水；木香、砂仁、紫苏叶醒脾理气；大腹皮、桑白皮、陈皮消胀行水；木瓜行气除湿；槟榔味苦，辛温，具有驱虫消积、行气利水之功效，《药性论》曰："宣利五脏六腑壅滞，破坚满气，下水肿。"王秀霞老师认为槟榔虽具行气利水之功效，但其作用太强，恐伤其母体胎儿，故去之。全方共奏健脾行气、利水消胀之功效，故常用来治疗子肿。

王秀霞老师常说，子肿一病，其母素有脾肾阳虚，今怀子后，脾肾阳气更加不足，易影响胎儿，所以在治疗疾病的同时使用安胎药，使胎元得固。在用药方面，王秀霞老师认为不能用过力之品，以伤胎元，如有必须使用时，应该慎用之，其量必轻。随现代医学发展，王秀霞老师认识到子肿如果治疗不当，继续发展，必将导致子晕、子痫。从病机上来讲，她认为子肿脾肾阳虚，阳病及阴，肝木失养，化火生风，上扰神明；或肝郁脾虚，气郁痰滞，阻碍中焦气机，清阳不升，脑海失养，最终导致子晕、子痫阶段，常危及母体胎儿的生命，一旦发作，需用西医治疗方法控制病情，或中西医共同治疗，以保母体及胎儿平安为最终目的。以平肝潜阳、息风止痉的两种治疗大法，兼以养血育阴，方用羚角钩藤汤加减。故应当在子肿时即积极治疗，以防疾病变化加重。常用药如下。①健脾利湿之药：白术、党参、黄芪、莲子、苍术等；②利水祛湿之药：茯苓、猪苓、泽泻、大腹皮、赤小豆等；③行气解郁之药：香附、陈皮等；④补肾安胎之药：菟丝子、炒杜仲、川续断、桑寄生、山茱萸等；⑤宣降肺气之药：桔梗等。

2. 分型论治

（1）脾虚湿滞型

主证：妊娠数月，面浮肢肿，甚则遍身俱肿，皮薄光亮，按之凹陷，脘腹胀满，气短懒言，口中淡腻，食欲欠佳，小便短少，大便溏薄，舌体胖嫩，边有齿痕，苔薄白或薄腻，脉缓滑无力。

治则：健脾祛湿，利水消肿。

方药：茯苓导水汤加减（重用白术、茯苓、大腹皮、陈皮）。王秀霞老师根据患者症状在方中适当加减，脾虚重者可加党参、苍术；胎动不安者，可以加人参、黄芪。方中使用此类药，突出健脾燥湿、利水消肿之作用，配合其他药味，共同治疗妊娠肿胀之脾虚湿盛型。临床实践证明，此方效果良好，治愈许多例妊娠肿胀患者，使孕妇、胎儿得安。

（2）肾虚湿滞型

主证：妊娠数月，面浮肢肿，下肢尤甚，按之没指，头晕耳鸣，腰痛无力，下肢逆冷，心悸气短，小便不利，面色晦暗，舌淡，苔白滑，脉沉迟。

治则：补肾温阳，化气行水。

方药：茯苓导水汤加减（加用山药、菟丝子、杜仲等）。肾为水脏，为水之下源，位居下焦，而主二便，又主关门，有化气行水之职能。若肾气不足，气化失常，以致水积下焦，渗入肌肤，故形成水肿。补肾药兼有补肾安胎、固护胎元的作用，在茯苓导水汤中加用此类药，既能利湿又能补益。王秀霞老师治以补肾温阳、化气行水之法。加用山药、菟丝子、杜仲等药物。山药性平甘，归肺脾肾经，有益气养阴、补脾肺肾、固精止带之功效，常与熟地黄、菟丝子、金樱子等共同治疗肾虚不固的遗精、尿频等。《本草正》曰："山药能健脾补虚，滋精固肾，治诸虚百损，疗五劳七伤。"又因其气轻性缓，故常与菟丝子共同治疗肾虚型妊娠肿胀。菟丝子性甘温，为补肾常用之药。《药性论》曰："治男女虚冷，添精益髓，去腰痛膝冷。"本方加用菟丝子治疗子肿，除取其补肾利水之作用外，更因其具有补肝肾、固胎元之功效。杜仲性甘温，同为补肾之品，具有补肝肾、强筋骨、安胎之功效。现代药理研究表明，杜仲具有降血压、减缓子宫收缩而解痉的作用。动物实验表明杜仲有利尿、增强免疫的功效，全方寓补于利，既有茯苓、猪苓、大腹皮等行气利水之药，祛除水湿之邪；又有山药、菟丝子、杜仲等补益肾气，固护本元，治疗肾虚湿滞型水肿，往往收效良好。

三、压力性尿失禁

王秀霞老师在临床中发现压力性尿失禁多见于绝经前后之妇女，因妇女素体禀赋不足，又多产、劳力及病后体虚失于调养，加之年老肺肾渐弱，其病因总由脏气虚衰，气化不固，引起膀胱失约而发病，多与肺、脾、肾三脏相关，尤与肾关系密切。王秀霞老师不仅认识到压力性尿失禁的病位在膀胱，而且病性属虚，是以对压力性尿失禁的治疗一般采取补肾健脾益肺之法。肾为先天之本，脾为后天之本，先天要靠后天之充养方能强盛，后天要靠先天之温煦方能健运，先后天互生互助维持机体脏腑功能正常。健脾益气以滋生化之源，气血充足，以后天养先天，肾精得充，肺气得养，固涩有权，小便失禁自能痊愈。故王秀霞老师以补中益气汤合肾气丸为基础方，通补三焦阳气，使肾能气化，肺能通调，脾能健运，膀胱固约正常，并根据病人临床表现加减治疗。补中益气汤出自李东垣《脾胃论》。肾气丸出自《金匮要略》，全方由地黄、山药、山茱萸、茯苓、泽泻、牡丹皮、桂枝、附子组成。王秀霞老师治脾肾阳虚型压力性尿失禁以此方去附子，加覆盆子、益智仁等为主方，辅之补中益气汤，使肾气旺盛，肺脾功能正常。肾能化气行水，脾能升举，肺能治节，而收固胞止遗之功。

四、干燥综合征

1. 对干燥综合征的认识

（1）阴阳失衡，燥证即成：王秀霞老师认为干燥综合征以口眼干燥为表象，而阳虚乃是其根。燥证之基本病理基础为阳损及阴，阴津亏虚，尤与肺、肝、脾（胃）、肾关系最为密切。"阳气根于阴，阴气根于阳，无阴则阳气无以生，无阳则阴无以化。"阴阳本应互根互用，才能维持机体的正常生理功能，然阳气虚，阳损及阴，最后导致阴阳互损，精气血及津液代谢的失常，生成燥证。燥象丛生是本病的主要特征，本病发病以 30~50 岁的育龄妇女和中老年人居多，盖因此时期女子阳气渐衰，阳常不足，阳损及阴，又因女子以阴血为本，女子本多经、带、孕、产、乳之苦，故阴常不足，精血虚损，肾之精血不足则阴虚津亏；而人趋老年，肝肾之阴渐亏，阴虚及阳，以致命门火衰，火衰不能化气，气虚不能化津，亦加重阴液的亏虚。病初仅见口、眼干燥之象，燥邪日盛，蕴久成毒。燥、毒互结为患，相互胶着，煎灼津液，上则见口眼干燥甚，皮毛焦枯，外阻于经络关节，则关节肿甚或变形、僵硬，内则蕴伏于五脏六腑，暗伤津血而致血行涩滞，阴虚燥热，虚实夹杂，缠绵难愈。

(2) 阴阳双补，治以加味地黄汤：王秀霞老师常说，中医之道重在遵循古意，贵在灵活变通，方是死的，人是活的，要根据病人症状辨证施治。她在治疗干燥综合征时，常以六味地黄汤加补肾阳药为基础方，温补肾阳，滋阴生津润燥，在临床上再根据患者的个人情况，辨证分型，加减药味。加味地黄汤主要由杜仲、续断、菟丝子、锁阳、熟地黄、山茱萸、山药、茯苓、泽泻、牡丹皮等几味药物组成。整个方剂共奏温补命门、填精益髓之功效，符合阴阳双补，调节人体平衡机制的原则。且茯苓、泽泻、牡丹皮偏寒凉，与锁阳等温热药相配，寒热相抵，使方不致偏凉或偏热，以致津伤更甚。

燥证既成，易伤肺阴，肺开窍于鼻，主皮毛。肺阴虚则鼻腔干燥，皮肤、毛发干枯失润，可重用补肾之药，同时加用沙参、桑叶以清肺胃之热；麦冬、玉竹、天花粉以养肺胃之阴。此时需轻用温补之药，以防津液更伤。若燥邪日盛，蕴久成毒，燥、毒互结为患，相互胶着，煎灼津液，则治宜清热解毒、化瘀救燥。补肝肾之药宜轻，主要以水牛角、石膏、知母等药物清热凉血解毒；桃仁、穿山甲活血逐瘀，尤其穿山甲乃血肉有情之品，活血逐瘀之效最佳。热毒甚者可加用金银花、蒲公英、紫草、败酱草等；瘀阻甚者，可合用血府逐瘀汤、大黄䗪虫丸加减；瘀血久郁化热者，加银柴胡、白薇、天花粉清虚热。若有其他症状则需适当加减，如气虚者，可加用黄芪、白术、党参等益气药；脾胃虚弱者，加用砂仁、白术、焦三仙等，补益脾胃。

2. **分型论治** 王秀霞老师在临床上把干燥综合征分为以下四型。

(1) 肝肾亏虚：先天禀赋不足，肾气未充，或经孕胎产，阴血消耗，损伤肝肾之阴，或年老肝肾之阴阳渐亏，以致肝阴不足，肾阴亏虚，燥象丛生。

　　主症：眼干少泪，眼内异物感，或灼热感或痒或痛，头晕目眩，关节隐痛，舌红少苔，脉沉细或数，耳鸣，腰酸膝软，精神萎靡，夜尿频多，目眶黝黑，或面色晦暗，舌淡，苔白，脉沉弱。

　　治则：温补肝肾，增液润燥。

　　方药：加味地黄丸合增液汤化裁。若兼出现腰酸膝软、小便清长，加重补肾之益智仁、菟丝子等药；若兼出现气短，神疲乏力，自汗，则加用黄芪、白术、党参等益气药。

　　（2）肺胃阴虚：饮食不节，积热于胃，胃熏灼于肺，或劳思竭虑，肝气郁结，以致郁久化热，消灼肺胃阴津，耗伤肺气或邪热蒸于上，肺胃津伤而致燥证。

　　主症：眼干少泪，眼内异物感，或灼热感或痒或痛，口腔、鼻腔干涩，烦渴欲饮，频饮水不解，关节隐痛，舌红苔薄黄，脉滑数。

　　治则：清热生津，养阴润燥。

　　方药：加味地黄汤合沙参麦冬汤化裁。如出现关节酸胀疼痛，加濡润关节的玉竹、山药及续断、菟丝子等，或活血通络和痹的当归、川芎、桑枝等；如出现咳嗽咳痰，则在前方基础上加重润肺止咳之品。

　　（3）气阴两虚：饮食不节，或过度劳倦，伤及脾胃，或先天脾胃虚弱，或经孕胎产，阴血消耗，气随精脱，或年老体衰，气阴渐衰，导致气阴亏虚，而生燥证。

　　主症：眼干目涩无泪，眼内异物感，或灼热感或痒或痛，口腔、鼻腔干涩，气短，精神不振，乏力，舌淡苔白而干，脉细弱无力。

　　治则：补肾益气养阴。

　　方药：加味地黄汤合生脉饮加味。前方可加锁阳、杜仲、益智仁等药物。若出现胃脘不适、嘈杂痞满，加用滋养胃阴之药；便干者可加增液汤润肠；便稀薄或泄泻者加用砂仁、白术等健脾止泻。

　　（4）瘀毒互结：燥邪日盛，蕴久成毒，燥、毒互结为患，相互胶着，煎灼津液，上则口眼诸窍及皮毛失养，外则关节肿甚或变形、僵硬，内则暗伤津血而致血行涩滞，阴虚燥热，虚实夹杂，缠绵难愈。

主症：眼干少泪，眼内异物感，或灼热感或痒或痛，口腔、鼻腔干涩，烦渴欲饮，频饮水不解，关节疼痛、变形。舌紫苔黑，脉数。

治则：清热解毒，化瘀救燥。

方药：加味地黄汤合白虎汤加味桃仁、穿山甲化裁。可用金银花、蒲公英、白花蛇舌草、玄参、茯苓、紫草、败酱草、鱼腥草、绿豆、生甘草等。瘀阻甚者，加血府逐瘀汤、大黄䗪虫丸加减；瘀血久郁化热者，加银柴胡、白薇、天花粉。

[案例]

王某，女，58岁，2011年9月20日初诊。

病史：该患绝经9年，口舌干燥数月，始时饮水可稍见缓解，由于未经治疗，现口唇干燥症状愈加严重，且饮大量水缓解不明显，甚或饮食难以下咽，并伴双目及阴道干涩，胃脘灼热，气短乏力，大便滞而不爽，舌红绛有裂纹，脉沉细无力。该患既往有浅表性胃炎胆汁反流史，抑郁症史。

诊断：干燥综合征（气阴两虚）。

治则：补肾健脾、益气生津。

方药：杜仲20g、续断15g、菟丝子20g、锁阳10g、党参15g、熟地黄15g、山茱萸15g、山药15g、泽泻15g、牡丹皮15g、益智仁15g、麦门冬15g、五味子15g、甘草10g。

二诊：2011年10月2日，口干有所缓解，仍胃脘灼热，偶有头晕，舌红、裂纹，脉沉细无力。

前方去泽泻，熟地黄，加桃仁5g、川牛膝20g、仙灵脾15g、天麻10g、石决明15g。

三诊：2011年10月16日，仍口干，胃脘灼热，大便干燥，滞而不爽，舌红、裂纹，脉沉细无力。

处方：杜仲20g、续断15g、菟丝子20g、锁阳10g、沙参15g、熟地黄15g、山茱萸15g、山药15g、泽泻15g、牡丹皮15g、麦门冬15g、五味子15g、郁李仁 15g、墨旱莲 15g、甘草 10g。

四诊（2011 年 10 月 28 日）：诸症均明显减轻，仅大便仍略滞而不爽，舌仍有裂纹。前方加玄参 15g。

按：干燥综合征是一种主要累及外分泌腺体的慢性炎症性自身免疫病。中医尚无与之完全相对应的病名，大多数医家将此病归为"燥证"范畴，也有人将其命名为"燥痹""虚劳""痹证""燥毒证"。本案例当诊断为气阴两虚型：人趋老年，肾气衰，经水绝；脾失健运，生化无源，气血俱虚。故症见口唇双目及阴道干涩。虚久津不四布而见胃脘灼热，大便滞而不爽舌红绛有裂纹，脉沉细无力。王秀霞老师认为：年老体弱，肾气见衰，加之久病伤及脾胃，口眼及二阴干燥则为津液上不能荣，下不能润；《素问·经脉别论》曰："饮入于胃，游溢精气，上输于脾，脾气散精，上归于肺，通调水道，下输膀胱，水精四布，五经并行。"王秀霞老师言："饮入于胃，游溢精气，上输于脾，脾气散精"体现津液的生成主要与脾、胃、小肠、大肠等脏腑的生理活动有关，故其胃越不舒服口越干大便不干但滞而不爽，脾气的运化及胃肠吸收功能亏虚或失调，则津液生成愈不足。故首诊以健脾益肾为主，脾胃健运，则津气自生。二诊去泽泻、熟地黄，加桃仁润肠通便，川牛膝引火下行、天麻、石决明止眩晕。三诊：症状减轻，仍以滋阴补肾治疗。四诊：患者黏膜干燥症状基本好转，仅大便略有些滞而不爽，加玄参以润之。

五、闭经溢乳综合征

1. 认识 闭经溢乳综合征是指非产褥期妇女或停止哺乳半年后仍持续溢乳且伴有闭经等内分泌失调症，临床表现以闭经、溢乳、头痛为主要症状的疾病。此类患者血中泌乳素（PRL）明显增高。在正常育龄妇女，通常认为至少须经 2 次准确测定的血清值均大于 25~30μg/L 时称为高泌乳素血症（HPRL）。临床闭经溢乳综合征的患者多有情绪改变，或情绪抑郁，或心烦易怒，常伴有乳胀、头痛等肝郁的典型症状。王老认为闭经溢乳综合征的发生主要与肝的功能失调有关。本病的病机以肝郁肾虚、肝郁脾虚为主，肝郁自始至终贯穿了整个病程变化之中，治以《外科正宗》的清肝解郁汤加减。清肝解郁汤原方以四物汤、二陈汤为基础，加以香附、浙贝母、茯神、青皮、苏叶、栀子、远志、甘草。对于以肝郁为主的闭经溢乳综合征，王秀霞老师认为治疗以清肝解郁汤为基础的同时，减其活血之力，增加疏肝行气之性，处方予以苍术 20g、贝母 20g、茯神 15g、香附 20g、郁金 15g、青皮 15g、远志 15g、半夏 15g、白芍 15g、川牛膝 30g。《女科撮要》云"夫经水者，阴血也，属冲任二脉所主，上为乳汁，下为血海，气血冲和，经乳则各行其道。"妇女"有余于气，不足于血"，善忧郁，易怒，易导致肝气郁结，疏泄失常，气血紊乱，血不循常道下注血海为月水，反随肝气上逆于乳房变为乳汁，导致乳汁外溢，月经稀少及闭经。肝以阴血为本，以气为用，藏魂，与精神活动密切相关，肝的疏泄功能失调，则出现乳房胀痛、情绪抑郁、头痛、心烦易怒等现象。

2. 辨证论治

（1）肝郁脾虚

主证：月经过少或月经后期，甚则闭经，乳汁自溢或挤压乳房后可溢出乳汁，经行乳胀，烦躁易怒，善太息，食少，纳呆，神疲倦怠，嗜睡，便溏，面色晦暗，精神萎靡，舌质紫暗，苔白腻，脉弦细或弦滑。

病机：情志不遂，忧思过度，至肝失疏泄，气机郁滞，冲任失和，不能应时疏泄气血于胞宫则成闭经，气血横逆，气滞不舒则发为乳胀。肝郁日久乘脾，脾失健运，气血生化不足而致闭经，或脾虚痰湿内阻，气血不循常道，停滞而生为痰浊，瘀阻冲任，阴血不能下归于冲任，血海失养，胞宫不能行其正常的生理功能，则经少、闭经、不孕。溢于上则为乳汁。

治则：疏肝活血，健脾化痰。

方药：清肝解郁汤加减。药用苍术 20g、贝母 20g、茯神 15g、香附 20g、郁金 15g、青皮 15g、远志 15g、半夏 15g、白芍 15g、川牛膝 30g、莲肉 15g、通草 10g。

（2）肝郁肾虚

主证：经闭不行，乳汁自溢或乳房受挤压后可溢出乳汁，乳胀，烦躁易怒，胸闷，善太息，腰膝酸软，神疲乏力，头晕耳鸣，舌黯淡或有瘀斑，苔白，脉弦细。

病机：肝肾同源，肝郁失于疏泄，耗损肝血，日久必累及于肾，而致肝肾阴亏，精血虚少，冲任失养，则血海充盈不足而致经少，闭经。肝肾亏虚，肝失所养，疏泄失职则致气血逆乱，阴血随肝气上逆乳房而致溢乳。

治则：疏肝理气，益肾调经。

方药：清肝解郁汤加减。药用苍术 20g、贝母 20g、茯神 15g、香附 20g、郁金 15g、青皮 15g、远志 15g、半夏 15g、白芍 15g、川牛膝 30g、仙灵脾 15g、通草 10g。

（3）肝郁化火

主证：月经过少，心烦易怒，头痛，舌红，苔黄，脉弦数。

病机：情志过极，肝气郁结，肝体阴而用阳，阳气怫郁而化火，火热煎熬津液，而致血瘀、痰浊等病理产物，冲任受阻，气血运行失常，血海失养，月经不能正常来潮，则月经过少、月经后期、闭经，痰热上扰清窍则出现头痛，热扰心神则心烦。

治则：疏肝理气，清热降火。

方药：清肝解郁汤加减。药用苍术 20g、贝母 20g、茯神 15g、香附 20g、郁金 15g、青皮 15g、远志 15g、半夏 15g、白芍 15g、川牛膝 30g、黄芩 15g、通草 10g。

［案例］

患者，女，32 岁，1995 年 4 月 12 日初诊。

主诉：溢乳数月。

现病史：16 岁初潮，起始月经规律。自 3 年前因与家人不和，争吵不休后出现月经稀少，现已闭经近 1 年，近数月发现乳房受挤压后可溢出少量乳汁，且常伴有头痛、心烦、嗜睡、疲倦现象。内分泌检查 PRL 为 52.94ng/ml，蝶鞍造影提示脑垂体未见异常，诊断为"特发性闭经溢乳综合征"。诊见其形体肥胖，面色晦暗，精神萎靡，舌质紫暗，苔白腻，脉沉弦滑。

中医诊断：继发性闭经；溢乳（肝郁脾虚）。

西医诊断：继发性闭经；高泌乳素血症。

治法：疏肝活血，健脾化痰。

药用：苍术 20g、贝母 20g、茯神 15g、香附 20g、郁金 15g、青皮 10g、远志 15g、半夏 15g、当归 20g、白芍 15g、川牛膝 30g、胆南星 10g、莲肉 15g、陈皮 15g、炒白术 20g、甘草 10g。

用法：水煎剂，日 1 剂，早晚饭后服用。

二诊：服上药 20 余剂后，头痛、心烦症状消失，溢乳现象减少，自觉小腹憋胀疼痛，舌质紫暗，苔白腻，尺脉滑数有力。此为经水将至之兆，故加水蛭 3g（研末）冲服，每日 1 剂。

三诊：服上药第 5 天，月经于 1995 年 5 月 11 日来潮，量少、色黑、夹有血块，精神爽快。嘱患者在每次月经来潮前 1 周服前方。平素只减去水蛭不用，隔日 1 剂，连服 2 月余。溢乳现象消失，月经规律，复查 PRL 为 18.5ng/ml。随访 4 年，病未复发。

按：特发性闭经溢乳综合征属妇科疑难病之一。本例原于患者情志过极，以致肝郁血瘀，经血不行，故出现头痛、闭经；郁久化火，故心烦易怒；肝郁日久，必致脾气虚弱，痰湿内阻，呈现疲倦嗜睡，形体肥胖、恶心欲吐；肝脾不和，气血不畅，冲任经血逆而上行，通过乳房则化为乳汁而外溢。治以疏肝活血，健脾化痰为主。王秀霞老师以清肝解郁汤加减为主奏其清肝解郁、调理冲任之功。方中当归、白芍补血养血；香附、郁金活血行气，调经止痛，川牛膝作为引经药，增其通行之力；青皮辛散温通；苍术、陈皮、半夏、胆南星、浙贝母燥湿化痰；莲肉、炒白术益气健脾；茯神、远志入心经，宁心安神；甘草调和诸药。诸药主次有别，分而施治，使瘀痰自除，溢乳自止，经水自调。

六、卵巢早衰

1. 对卵巢早衰的认识 卵巢早衰是以雌激素缺乏以及促性腺激素水平升高

为特征的一种疾病。王秀霞老师根据多年临床经验，认为肾虚是卵巢早衰发病的主要原因，肝、脾、肾功能失调，导致肝郁、血瘀、痰阻是卵巢早衰的重要因素。"经水出诸肾"，肾主藏精，为先天之本，元气之根，肾精为化血之源，直接为胞宫的行经、胎孕提供物质基础。先天禀赋不足、劳累久伤、房事不节等均可导致肾气损伤，肾精不足，冲任失养，渐致本病。"女子以肝为先天"，肝主疏泄，调节一身之气机，肝气调达则任脉通利，胞宫藏泄有序，月事方能按时来潮。若忧愁思虑，情志不舒，则肝失疏泄，气机郁结，郁阻冲任，胞宫失养，渐致本病。脾为后天之本，气血化生之源，脾主运化，所运之水谷化生气血，与先天之肾相互滋生。若饮食不节、思虑过度伤脾，则可导致气血化生不足，痰浊内生，终至冲任气血不足，血海空虚，渐致本病。

2. 辨证分型

（1）肾精亏虚：肾主生殖，肾中精气的盛衰决定着女性生殖功能的成熟、旺盛和衰退，多数现代医家认为，卵巢早衰与肾、肝、脾三脏均有密切关系，而肾精不足又成为本病的关键病机所在。肾精不足，难以化生天癸，冲任气血不通，胞宫失于温养，月水难至。

主证：月经后期，量少，色淡质稀或色黯淡，甚则闭经，或伴不孕。性欲淡漠，腰膝酸软，头晕耳鸣，神疲乏力，失眠健忘，舌淡，苔白，脉沉弱。

治则：固肾填精，调理冲任。

方药：自拟益肾方加减。

益肾方组成：仙灵脾 15g、巴戟天 20g、生杜仲 15g、枸杞子 20g、覆盆子 20g、益智仁 20g、鹿角霜 20g、茯苓 15g。

（2）肾虚血瘀：本类型卵巢早衰发病的主要环节在于郁，郁久而生瘀，血运失常，从月经失调发展到闭经，为胞脉瘀阻，冲任不通所致，虚实夹杂是最终结果。

主证：月经后期，量少，色紫黯，甚则闭经，或伴不孕。平素性欲淡漠，腰膝酸软，头晕耳鸣，面色晦黯，肌肤甲错，舌紫黯或有瘀斑瘀点，苔薄白，脉沉涩。

治则：活血化瘀，补肾调经。

方药：桃红四物汤合二至丸加减。

（3）肾虚肝郁：肝肾同居下焦，肝主疏泄，肾主闭藏，一开一合，藏泻有序，则经候如常。肝气郁滞，郁久化火，灼伤阴血，血海空虚，又因肾为肝之母，子盗母气，肾虚水不涵木，肾虚肝郁互为因果，肾失封藏，肝失疏泄，地道不通，月事不来。

主证：月经后期，量少，色紫黯，甚则闭经，或伴不孕。平素性欲淡漠，腰膝酸软，头晕耳鸣，小腹胀痛拒按，精神抑郁，烦躁易怒，胸胁胀满，嗳气叹息，舌紫黯或有瘀点，脉沉弦或沉涩。

治则：疏肝解郁，补肾调冲。

方药：逍遥散加减。

（4）脾肾阳虚：本病责之脾肾二脏，属于肾阳命门火衰，火不暖土，脾阳不振，气血无以化生，致冲任二脉失调，血海空虚，无血可下，月事不来。

主证：月经后期，量少，色淡质稀，甚则闭经，或伴不孕。平素性欲淡漠，腰痛如折，头晕耳鸣，形寒肢冷，四肢乏力或浮肿，食欲不振，小便清长，大便溏薄，舌淡胖，边有齿痕，苔薄白，脉沉细缓。

治则：温补脾肾，助阳调冲。

方药：右归饮加减。

（5）痰湿阻滞：古人认为：妇人经闭属痰塞胞门，痰湿壅滞胞宫，阻塞气机，气血不注冲任而闭经。

主证：月经后期，量少，色淡质稀，甚则闭经，或伴不孕。形体肥胖，或面肢浮肿，带下量多，色白质稠，头晕目眩，胸脘满闷，舌淡胖，苔白腻，脉滑。

治则：益肾健脾，豁痰通经。

方药：苍附导痰汤加减。

[案例一]

王某，女，37 岁，2014 年 12 月 8 日就诊。

主诉：月经稀发2年余。

现病史：近两年月经后期，1~6个月一行，曾于外院进行人工周期治疗半年，未见明显好转。现患者烘热汗出，阴道干涩，睡眠欠佳，腰膝酸痛，大便滞而不爽，日一行，舌淡，苔白，脉沉弱。

辅助检查：促卵泡生成激素（FSH）：38mIU/ml，促黄体生成激素（LH）：45mIU/ml，睾酮（T）：12.45ng/dl。

西医诊断：卵巢早衰。

治法：固肾填精，调理冲任。

药用：蛤蚧一对、鹿鞭片50g、西洋参30g、山茱萸20g、枸杞20g、淫羊藿30g、仙茅30g、天冬20g、女贞子15g、巴戟天20g、狗脊30g、柏子仁15g、海马10g、益智仁20g、山药30g、丹参50g、鸡血藤30g、当归30g、香附30g、川芎20g、穿山龙50g、菟丝子50g。

用法：4剂，制丸剂，每日3次，1次10g口服。

按语： 本方选用蛤蚧、鹿鞭片、海马等血肉有情之品，大补精血，使血海充盈，合淫羊藿、仙茅、巴戟天、狗脊温肾助阳，合女贞子、山茱萸滋阴益肾，阴阳双补以补肾填精，合枸杞子、菟丝子以补益肝肾，养血填精，合柏子仁、益智仁以养心安神，合山药以健脾和胃以求胃和则卧自安，佐以川芎、丹参、香附、当归、鸡血藤、穿山龙等理滞化瘀，通达胞络之品，以祛瘀通经，共奏补益肝肾，养血填精之功，患者丸剂服至次年2月，月经量明显增多，经期2~3月一行。

[案例二]

魏某，女，35岁，已婚，2014年9月9日首诊。

主诉：停经5月余。

现病史：患者自述2009年7月人工流产术后月经周期不规则，稀发，最长3月一行，量少，色红。现患者手足烦热，烘热汗出，失眠多梦，阴道干涩、灼痛，头晕耳鸣，腰膝酸软，两目干涩，视物昏花，舌红苔少，脉弦细数。辅助检查：尿妊娠试验（-），我院查性六项：FSH：65.23mIU/ml；LH：58.14mIU/ml；

PRL：7.22ng/ml；E_2：34.16pg/ml；PRGE：0.3ng/ml；T：0.34ng/dl；外院B超提示：子宫：44mm×29mm×34mm，内膜：5mm，左卵巢：13mm×15mm，右卵巢：15mm×14mm，子宫较小。

西医诊断：卵巢早衰。

治法：滋肾养肝，养血调经。

方用：益肾方加减。仙灵脾15g、巴戟天20g、生杜仲15g、枸杞子20g、柴胡10g、桂枝15g、龙骨30g、牡蛎30g、合欢皮20g、柏子仁10g、夜交藤20g、丹参20g、香附20g、郁金15g、酸枣仁15g、炙甘草10g。

用法：水煎剂，日1剂，早晚饭后半小时服用。并嘱咐患者保持心情平静。

二诊：2014年9月30日。月经尚未来潮，围绝经期症状好转，舌暗，苔薄，脉弦细。继服原方。

复诊：2015年3月1日。药后月经来潮，末次月经：2015年2月24日，量尚可，4天止。舌暗，苔薄，脉沉细。益肾方加味：

仙灵脾15g、巴戟天20g、生杜仲15g、枸杞子20g、益智仁20g、鹿角霜20g、茯苓15g、鸡血藤20g、丹参20g、香附20g、郁金15g、酸枣仁15g、益母草10g。

用法：水煎剂，日1剂，早晚饭后半小时服用。

复诊：2015年5月29日。末次月经：2015年5月20日，量尚可，5天止。舌暗，苔薄，脉沉细。益肾方加味：

仙茅15g、山萸肉15g、枸杞子20g、覆盆子20g、巴戟天15g、生杜仲20g、仙灵脾20g、益智仁20g、鹿角霜20g、赤芍15g、鸡血藤20g、菟丝子20g、泽兰15g、丹参20g、香附20g。

用法：水煎剂，日1剂，早晚饭后半小时服用。并嘱咐患者经前3天及经期口服院内制剂调经助孕冲剂补血活血，养血调经。

此后该患者口服中药半年后，于外院复查性六项示：FSH：7.25IU/ml；LH：8.13IU/ml；E_2：109.19pg/ml；月经规律来潮，经期5~7日，周期28~30日，量中等，色质均较良好。

按：《医学正传》载："月经全借肾水施化，肾水既乏，则经血日以干涸"。该患者年龄未至七七，而肾气亏虚，天癸早竭，冲任失养。肝肾之经血不足，则经血量少；阴虚生内热，则出现手足烦热，精血匮乏，官窍失濡，则阴道干涩、两目干涩不适，视物模糊；舌红，苔少，脉弦数等为肝肾阴虚之象。王秀霞教授认为，肾为先天之本，重在补肾，自拟益肾方加减治疗，亦是以二仙汤为基础温补肾阳，用仙茅、淫羊藿、鹿角霜补命门，温肾壮阳，益精气，坚筋骨；杜仲、巴戟天、枸杞子补肝肾，调冲任固经；益智仁、茯苓温补脾肾；山茱萸、覆盆子补肝肾涩精。全方重用辛温补肾之药，温肾益精，理冲任，助经血化生。

七、不 孕 症

1. **对不孕症的认识**　王秀霞老师认为引起不孕的病因多与肾虚、肝郁、痰湿、血瘀相关，尤以肾虚关系密切。

肾为先天之本，主藏精气，是人体生长，发育，生殖的根本，王秀霞老师认为肾气充盛是孕育的先决条件。女子发育到一定时期后，肾气旺盛，天癸由先天之微少，而逐渐化生、充实，才能促成胞宫有经、孕、产、育的生理功能；同时肾精为化血之源，直接为胞宫的行经、孕胎提供物质基础；卵子是生殖的基础，藏于肾，其发育成熟与肾精充盛密切相关，卵子的正常排出亦有赖于肾阳鼓动。故肾阳虚患者，部分表现为排卵功能障碍，临床多于经中后期应用温胞饮，助阳长而得以排卵；若患者排卵尚可，而肾阳虚腰酸、乏力、性欲冷淡、畏寒症状明显，临床多用自拟益肾方加减治疗。

肝主藏血，主疏泄，畅达气机，若肝气不疏，情志不畅，以致冲任不能相资；且肝郁克脾，脾伤不能通冲脉，至带、任、督脉失调，终至胎孕不受，多见于高泌乳素血症、乳腺增生患者，肝气郁结不畅，临床多用清肝解郁汤、百灵调肝汤对症治疗。

元·朱丹溪《丹溪心法》说"肥盛妇人，禀受甚厚，恣于酒食，经水不调，不能成胎，谓之躯脂满溢，闭塞子宫，宜行湿燥痰。"首倡痰湿不孕。王秀霞老师亦认为痰湿为阴邪，最易阻滞气机，损伤阳气，致生化机能不足，月事不调或致精隧不利，阻滞冲任及胞宫胞脉，影响"两神相搏"致冲任不通，不能成孕，多见于多囊卵巢综合征患者。

女子以血为用，经带胎产均损耗精血，致使机体血常不足而气有余，遇焦虑、紧张、气愤等精神刺激，致气机郁滞，血性受阻。形成气滞血瘀；或遇寒涉水，寒邪趁虚直入胞宫，致寒凝血瘀；或机体禀赋不足，气血虚弱，气虚无力运血而致瘀，王秀霞教授认为此三者临床均以"瘀"为主，应用少腹逐瘀汤加减治疗，临床效果颇佳。

2. 辨证分型

（1）痰湿内阻型

主证：婚久不孕，形体肥胖，经行延后，甚或闭经，带下量多，色白质黏，头晕心悸，胸闷泛恶，面色㿠白，苔白腻，脉滑。

治法：豁痰除湿，活血通经。

方药：二陈汤（《太平惠民和剂局方》）加减。苍术、远志、半夏、胆南星、鳖甲、浙贝母、青皮、丹参、川牛膝、白芥子。

中成药：五海瘿瘤丸等。

（2）肝气郁结型

主证：多年不孕，月经愆期，量多少不定，经前乳房胀痛，胸胁不舒，小腹胀痛，精神抑郁，或烦躁易怒，舌红，苔薄，脉弦。

治法：疏肝解郁，理血调经。

方药：清肝解郁汤（《外科正宗》）加减。柴胡、郁金、香附、茯苓、苍术、川楝子、荔枝核、当归、枳壳、莲子。

（3）肾虚型

主证：婚久不孕，月经后期，量少色淡，甚则闭经，平时白带量多，腰痛如折，腹冷肢寒，性欲淡漠，小便频数或不禁，面色晦黯，舌淡，苔白滑，脉沉细而迟或沉迟无力。

治法：调补冲任，益肾调经。

方药：自拟益肾方加减。仙茅、山萸肉、枸杞子、覆盆子、巴戟天、生杜仲、仙灵脾、益智仁、鹿角霜、茯苓。

中成药：内障丸等。

（4）瘀滞胞宫型

主证：多年不孕，或月经不调，量多少不一，色紫黯，有血块，经行不畅；小腹疼痛或胀痛，痛有定处，拒按，腹内包块，质硬，推之不移动，性交痛，情志抑郁，胸闷不舒；舌质紫黯，有瘀斑、瘀点，苔白，脉弦涩。

治法：活血化瘀，调理冲任。

方药：少腹逐瘀汤（《医林改错》）加减。川芎、炮姜、延胡索、五灵脂、赤芍、小茴香、蒲黄、肉桂、当归、没药。

中成药：调经助孕冲剂等。

[案例]

张某，30 岁，女，已婚，2013 年 8 月 20 日门诊初诊。

主诉：婚后 5 年未避孕未孕。

现病史：男方检查未见异常。患者末次月经 2013 年 8 月 2 日，月经初潮 15 岁，量少，色淡伴有血块。3 年前曾因家事不和而心情不佳，此后月经量渐减，但点滴即尽，色淡黯有块，痛经（+），伴腰酸腿软，头晕耳鸣，近 1 个月外阴瘙痒，带下量多，舌淡，舌边有瘀点，苔薄白，脉沉涩。妇科检查：大小阴唇皮肤增生，肥厚，缺乏弹性。外阴皮肤局部出现色素减退，成点状多发或片状。雌激素水平未见明显异常，双侧输卵管造影显示通畅。

中医诊断：月经过少，肾虚血瘀型不孕症。

西医诊断：不孕症。

治法：温肾益精，活血通络。

药用：仙茅 15g、山茱萸 15g、枸杞子 20g、覆盆子 20g、巴戟天 15g、生杜仲 20g、淫羊藿 20g、益智仁 20g、鹿角霜 20g、土茯苓 15g、生地黄 15g、麦门冬 20g、丹参 20g、甘草 10g、郁金 20g。

用法：水煎剂，每日 1 剂，早晚饭后服用。平时外用尤靖安，1 日 4 次，每次涂药后按摩患处 2~3min 以帮助药物吸收。

二诊：2013 年 9 月 1 日，腰酸耳鸣及外阴瘙痒症状缓解。舌淡暗，脉沉涩。予以原方去丹参 20g、郁金 20g、生地黄 15g、麦门冬 20g，加丹参 20g、鸡血藤 20g、补骨脂 20g、白头翁 15g、甘草 10g。水煎服，每日 1 剂，早晚饭后服用。平时外用尤靖安。

三诊：2013 年 9 月 18 日，经治疗 1 个月后，月经来潮，月经量稍增多，血块明显减少，下腹痛减轻，腰膝酸软，头晕耳鸣明显减轻，外阴瘙痒明显好转，经前白带量多，舌淡，苔薄，脉沉涩。药用予以熟地黄 20g、白芍 15g、桑寄生 20g、郁金 15g、生杜仲 20g、山药（生）15g、淫羊藿 20g、山茱萸 15g、续断 15g、丹参 20g、阿胶 15g、甘草 10g。水煎剂，每日 1 剂，早晚饭后服用。平时外用尤靖安。

四诊：2013 年 10 月 2 日，经期过后，带下量减少，质地清稀，偶有腰酸腹痛，舌淡黯，脉沉滑。药用生地黄 20g、穿山甲 30g、何首乌 20g、夏枯草 20g、黄芩 15g、天门冬 20g、茵陈 15g、补骨脂 20g、生杜仲 20g、鸡血藤 20g、覆盆子 20g、通草 5g。水煎剂，每日 1 剂，早晚饭后服用。

五诊：2013 年 10 月 30 日，1 个月内 3 次就诊，月经尚未来潮，偶有腰酸腹痛，带下量明显减少，舌淡，苔白。药用当归 20g、丹参 20g、生地黄 15g、生杜仲 20g、香附 15g、巴戟天 15g、川芎 15g、山药（炒）15g、山茱萸 15g、仙茅 20g、淫羊藿 20g、薏苡仁（生）30g、夏枯草 20g、覆盆子 20g。水煎剂，每日 1 剂，早晚饭后服用。

六诊：2013 年 11 月 11 日，出现腰酸腹痛，阴道少量流血，色暗淡，头晕耳鸣，舌淡，苔白，脉沉细而滑。尿妊娠试验显示阳性。中药治以补肾益气，固冲安胎。予以自拟保胎方加减，黄芪 30g、川续断 20g、山茱萸 15g、菟丝子 50g、生杜仲 20g、党参 20g、苍术 20g、麦门冬 15g、天门冬 15g、桔梗 10g、覆盆子 20g、生地黄 20g、墨旱莲 30g、黄芩 15g、阿胶 10g、甘草 10g。水煎服，每日 1 剂，早晚饭后服用。随诊 8 个月后，成功产下一健康男孩。

按：《妇人规》谓："种子之方，本无定轨，因人而药，各有所宜。故凡寒者宜温，热者宜凉，滑者宜涩，虚者宜补，去其所偏，则阴阳和而生化著矣。""五脏之伤，穷必及肾，此源流之必然，即治疗之要着"，王秀霞老师认为本病发病机制是肾精亏损，血虚血寒，瘀阻冲任。因肾精亏损，肾气不足，冲任气血亏虚，血海满溢不多，遂致月经后期，量少；瘀滞冲任，气血运行不畅，血海满溢不多，故月经量少，伴有血块。冲任气血不调，可致胞脉失于温煦或瘀阻胞脉，不能摄精成孕。故治疗上补肾为主，加以活血化瘀之品，活血化瘀可增进血行，气血通畅可滋养肾精，对补肾也有一定疗效。治疗上自拟益肾方中淫羊藿、鹿角霜、巴戟天、覆盆子、益智仁、仙茅、山茱萸、生杜仲温肾助阳，肾阳旺盛，方可温煦其他脏腑，进而可以改善全身的阳虚诸症；茯苓健脾渗湿，利水助其行血，补肾之中又协以升阳，除湿使清浊攸分以助调理冲任之效；枸杞子有补肝肾，益精血之功，诸药共用，有调补冲任，益肾活血而摄精成孕之效。

对于受孕成功的患者，王秀霞教授仍然认为补肾为第一要务。因为胞脉系于肾，肾主藏精而关乎生殖，肾气亏损，则胎元不固。补肾，目的在于固胎之本。予以保胎方加减，保胎方根于《医学衷中参西录》寿胎丸，黄芪、党参益气养血载胎；菟丝子补肾助阳而益精气；山茱萸滋阴补肾；川续断、生杜仲补肾强腰，安胎止痛；阿胶滋阴养血，止血安胎；苍术健脾燥湿；麦门冬清心除烦，"保神，定肺气，安五脏"；桔梗载药上行，为舟楫之品，升提安胎。诸药相合，固冲任，补肾益气安胎。在坚持治疗的同时，还要调节情志，饮食有节，增加运动，可以得到更好的疗效。

八、胚胎停育

1. 对胚胎停育的认识 胚胎停育是指妊娠早期因某种原因导致胚胎或胎儿死亡，彩超提示孕囊内胚芽或胎儿形态不完整，无明显胎心血管搏动，或为枯萎卵，临床上称为稽留流产或过期流产，是流产的一种特殊情况。

胚胎停育发病机制尚不明确，致病因素也复杂多样，目前研究表明胚胎停育与母体生殖器官疾病、慢性消耗性疾病、遗传因素、内分泌因素、免疫因素、感染因素等有关。目前对于不明原因性胚胎停育的预防及治疗研究较少。

妇人以血为本，以气为用，气以载胎，血以养胎。胎元的生长发育全赖先天肾气与后天脾气的资助，冲任气血的濡养得以维持，肾为先天之本，脾为后天之本，后天赖先天之充足而强盛，先天赖后天之生化以供养，先后两天，相辅相成。如若肾阳虚衰，后天脾土无以温煦，则脾胃气血生化乏源，冲任亏虚，胞宫失养，胚胎无以滋养；血脉失其温煦，寒凝血滞而成瘀；肾阴虚，阴虚生热，虚热煎灼营阴，营血稠滞而成瘀；血瘀有碍肾中精气的化生和肾中阴阳的平衡，又成为肾虚的致病因素，加重肾虚。肾虚可致血瘀，血瘀又加重肾虚，二者相互影响，互为因果。故王秀霞老师认为，肾虚是导致胚胎停育中至关重要的因素。

2. 治疗方案

（1）孕前：预培其损，调经助孕。

（2）周期疗法

①经后期

治法：填精益肾，养血调经。

推荐方药：仙茅 15g、山萸肉 15g、枸杞子 20g、覆盆子 20g、巴戟天 15g、生杜仲 20g、仙灵脾 20g、益智仁 20g、鹿角霜 20g、茯苓 15g。

②经间期

治法：填精益肾，助阳活血。

推荐方药：仙茅 15g、山萸肉 15g、枸杞子 20g、覆盆子 20g、巴戟天 15g、生杜仲 20g、仙灵脾 20g、益智仁 20g、鹿角霜 20g、茯苓 15g、丹参 15g、香附 20g。

③经前期

治法：补肾助阳，行气和血。

推荐方药：当归 20g、川芎 20g、生地 15g、生杜仲 20g、丹参 20g、香附 15g、巴戟天 15g、炒山药 15g、山茱萸 10g。

④月经期

治法：温经散寒，活血化瘀。

推荐方药：延胡索 15g、白芍 15g、川芎 10g、小茴香 15g、肉桂 15g、阿胶 10g、半夏 15g、吴茱萸 15g。

⑤孕后

治法：补肾益气，固冲安胎。

推荐方药：黄芪 30g、川续断 15g、菟丝子 50g、党参 20g、生杜仲 20g、山茱萸 15g、苍术 20g、麦门冬 15g、桔梗 15g、阿胶 10g。

九、外阴白斑

1. 对外阴白斑的认识 外阴白斑，又称外阴白色病变、外阴色素减退、外阴营养不良性疾病等，主要是女性外阴皮肤和黏膜组织发生变性及色素改变的一组慢性疾病。为妇科常见病，临床以外阴痒及局部萎缩、色素脱失为主要表现，多发于中年妇女，亦可见于老年妇女及幼女。

本病为世界疑难疾病，近年来较多研究表明其发生与激素水平变化、酶类异常、自身免疫功能障碍以及细胞异常增殖等密切相关。祖国医学应归属"阴痒"范畴。王秀霞老师认为其发生与肝、肾、脾三脏有关，其中与肝经关系最为密切：肝脉绕阴器，又主藏血，为风木之脏，肝经湿热或肝郁脾虚化火生湿，湿热之邪，随经下注，蕴结阴器发为阴痒；另肝肾不足，精血亏虚，生风化燥，阴部肌肤失养，亦不荣而痒，故治疗上应重视肝脏的调理，同时兼顾脾肾。

现代药理研究表明白头翁具有抗阿米巴原虫、阴道滴虫以及抗菌等作用，该药入大肠、肝、胃经，能够清热凉血、解毒，与茵陈蒿、土槿皮相配伍对肝经湿热型疗效明显，与何首乌、补骨脂相配伍对肝肾阴虚型疗效较好。该病易在春、秋季节复发或加重，应用方药外洗，在改善瘙痒症状及局部组织弹性、色素恢复方面有显著疗效。

2. 辨证分型

（1）肝肾阴虚型

主证：阴部干涩，奇痒难忍，或阴部皮肤变白，增厚或萎缩，皲裂破溃，五心烦热，头晕目眩，时有烘热汗出，腰酸腿软，舌红，苔少，脉弦细而数。

治法：补养肝肾，止痒止痛。

方药：左归丸合知柏地黄丸加减。熟地、山药、枸杞、山茱萸、川牛膝、鹿角胶、龟板胶、菟丝子、知母、黄柏、泽泻、牡丹皮、茯苓等。

外用方药白斑1号外洗：补骨脂30g、蛇床子15g、制首乌15g、白蒺藜15g、透骨草30g、地肤子20g、防风15g、川椒10g、金银花15g、仙灵脾15g、白头翁30g。

（2）肝经湿热型

主证：阴部瘙痒灼痛，带下量多，色黄如脓，稠黏臭秽，头晕目眩，口苦咽干，心烦不宁，便秘溲赤，舌红，苔黄腻，脉弦滑而数。

治法：泻肝清热，除湿止痒。

方药：龙胆泻肝汤加减。龙胆草、黄芩、栀子、泽泻、木通、当归、生地黄、柴胡、生甘草、车前子等。

外用方药白斑2号外洗：白鲜皮15g、土荆皮20g、鹤虱子10g、生百部10g、茵陈20g、刺蒺藜15g、金银花20g、苦参20g、白花蛇舌草10g。

[案例]

赵某，女，45岁，2008年10月8日初诊。

主诉：患者自诉外阴瘙痒灼痛2年。

现病史：末次月经2008年9月20日，带下量多，色黄有异味，伴头晕不适，心烦易怒，晨起口苦，舌质稍红，苔黄腻，脉弦滑。2008年10月6日肿瘤医院外阴病理示：表皮鳞状上皮增生，伴过度角化。妇检：外阴皮肤黏膜花白，有破溃，小阴唇皮肤增生、肥厚，有硬痂，缺乏弹性。

治则：泻肝清热，除湿止痒。

方用白斑2号水煎外洗（药用苦参20g、白鲜皮20g、白花蛇舌草15g、茵陈15g、白蒺藜15g、金银花15g、百部15g、土荆皮15g、鹤虱子15g）。予尤靖安（重组人干扰素 α-2b），每日1次外涂于患处，予重组人干扰素 α-2b注射液300万IU，每周2次于患处皮内注射，月经期停止治疗。随诊用药1个月后，痒痛症状减轻；用药 2 个月后，硬痂开始脱落，脱落处皮肤粉红；用药 3 个月后，痒痛症状基本消失，头晕、心烦、口苦等症均有改善，继续用药半年，外阴皮肤黏膜呈淡褐色，弹性基本恢复正常。

按：王秀霞老师临证数十载，初步认为本病的主要病机在于肝肾亏虚，经脉失养；肝郁脾虚，湿热浸淫。对于本病的治疗多采用中西医结合的方法，辨证分型以外治，肝肾亏虚型予白斑 1 号；肝经湿热型予白斑 2 号；干扰素局部外涂及注射；注意生活调理。本患者属于肝经湿热型，肝脉绕阴器，主藏血，为风木之脏，郁怒伤肝，肝郁化热，肝气犯脾，脾虚湿盛，以致湿热互结，随经下注，蕴结阴器而发为阴痒；湿热浸淫日久致其皮肤增生、肥厚、色素脱失；湿热熏蒸，则头晕目眩、口苦不适；肝郁化火，则心烦易怒；舌红，苔黄稍腻，脉弦滑，均为肝经湿热之征。方中重用苦参、白鲜皮，苦参味苦性寒，能入肝经，清热燥湿，杀虫止痒，《别录》谓其："除伏热肠澼，止渴，醒酒，小便黄赤，疗恶疮。"白鲜皮入脾经，清热燥湿，祛风止痒，《本经》曰："主头风，黄疸，咳逆，淋沥，女子阴中肿痛，湿痹死肌。"《药性论》谓其"治一切热毒风、恶风、风疮疥癣赤烂。"二药合用清肝经之热，燥脾经之湿，祛风、杀虫以止痒；白花蛇舌草、茵陈蒿亦通过清利肝经湿热以止痒；白蒺藜入肝经，能平抑肝阳、疏肝解郁、祛风止痒；金银花凉血散风以止痒；辅以百部、土荆皮、鹤虱子三药杀虫以止痒，诸药合用共奏清肝泄热、除湿止痒之功。

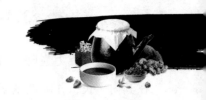

第四篇

难病特治

一、益肾疏肝化瘀法治疗卵巢巧克力囊肿

卵巢巧克力囊肿（OEC），是指具有生长功能的子宫内膜异位到卵巢皮质，在其内生长，并随性激素发生周期性出血，病变早期在卵巢表面上皮及皮层中可见紫褐色斑点或小泡，随病变进展，形成单个或多个囊肿，囊内充满暗褐色黏糊状陈旧血块似融化的巧克力，占子宫内膜异位症的80%。本病症状较多，以下腹部包块、继发性痛经进行性加重、月经失调、不孕为主要临床表现，严重影响患者生存质量。

女子子宫、卵巢均位于少腹中，该部位是肝经循行的重要部位。《灵枢·五音五味》说："今妇人之生，有余于气，不足于血，以其数脱血也"。女子常常处于血不足，气偏盛的状态，易受情志因素影响，女性的生理特点决定其易处于肝郁的病理状态。王秀霞老师临床发现肝经郁滞常导致其小腹部的癥瘕，如卵巢巧克力囊肿、子宫肌瘤等，经络所过，脉气所及，老师采用疏肝法治疗盆腔增生性疾病，疗效显著。

肾的主要生理机能包括推动和调控脏腑气化。若先天禀赋不足或房劳多产伤肾、感受寒邪损伤肾阳等，可致肾虚气化功能失常、脏腑失于温化，机体气血津液生化代谢功能失常，可致气血虚弱、气滞血瘀损伤冲任，冲任不畅，瘀血阻滞冲任胞宫胞脉而致癥瘕形成。

王秀霞老师多年临床经验对卵巢巧克力囊肿形成病机概括为肾虚肝郁—冲任瘀滞—胞宫胞脉癥瘕—卵巢巧克力囊肿。凡治妇人，必先明冲任脉起于胞中，妇科疾病病机必须是损伤冲任的，包括脏腑功能失常、气血失调损伤冲任胞宫，直接损伤冲任胞宫。肾虚、肝郁损伤冲任，致气血凝滞，久而胞宫、胞脉癥瘕形成。临证应用补肾疏肝法以补肾疏肝、调理冲任，使得癥瘕消散，遴选部分补肾药、疏肝药、活血药组成自拟方益肾疏肝方治疗肾虚血瘀型卵巢巧克力囊肿。

益肾疏肝方由山茱萸、狗脊、覆盆子、巴戟天、生杜仲、淫羊藿、柴胡、郁金、香附、茯苓、荔枝核、王不留行组成。

方药分析：①补肾培元：王秀霞老师认为本病根本病机为肾虚，根据"养正积自除"的原理，治疗首选补肾培元，正气充足则血运通畅，瘀血去，新血生。方中山茱萸、狗脊、覆盆子、巴戟天、生杜仲、淫羊藿共同温补肾阳，补益肾气，使正气充足，新血生，恶血散。②疏肝解郁：王秀霞老师指出肝郁为本病重要成因，故治疗上注重疏肝解郁，肝气条达则气血运行顺畅，癥瘕包块得以消散。方中柴胡、郁金、香附疏肝理气解郁，使气血调和。③活血化瘀止痛：瘀血为本病病理产物，疼痛为瘀血阻滞的临床表现，故采用活血化瘀止痛法治疗，减轻疼痛。方中荔枝核、王不留行活血散滞，理气止痛。

[病案举例]

王某，女，36岁，反复腰骶部疼痛8个月，月经先后无定期，经量、色泽无异常，苔薄，舌面见绿豆大小的瘀紫斑点，脉细。妇科检查：外阴已产式，宫颈轻度炎症，子宫大小正常，双侧附件增厚，并触及囊性肿物粘连于子宫后壁。B超显示在子宫底部后方区域见4.9cm×6.8cm×3.6cm的液性暗区，内有密集低回声小光点。诊断提示：卵巢巧克力囊肿。

辨证：气滞血瘀络阻，治以理气化瘀通络。

方药：山茱萸15g、狗脊15g、覆盆子15g、巴戟天15g、生杜仲15g、淫羊藿20g、柴胡20g、郁金15g、香附15g、茯苓15g、荔枝核15g、王不留行15g。每日1剂，水煎服。

上方连服14剂后，月经周期恢复正常，B超复查示子宫底部后方区域见3.2cm×3.3cm×2.1cm的液性暗区，内有密集低回声小光点。

二诊：月经将行，腹痛有所减轻，舌紫暗有瘀点，脉沉细涩。上方继服。

三诊：月经周期恢复正常，B超复查示子宫底部后方区域见1.2cm×2.0cm×1.4cm的液性暗区，内有密集低回声小光点。

二、运用疏肝法治疗子宫颈癌

王秀霞老师指出，对子宫颈癌的治疗，疏肝之法始终要放在首位，而且贯穿疾病治疗的始终，在临床治疗中着重于恢复肝疏泄之功，肝气疏通，则人体全身气机通畅，病理产物如痰、湿、瘀、热等均随之消除。因女性以肝为先天，肝经环行在阴器，抵小腹，夹胃，属肝，布胁肋，通过冲任与胞宫相连，肝失疏泄，则损伤冲任，冲任瘀滞，瘀阻胞宫胞脉，日久导致子宫颈癌的形成；女子多性情忧郁，气机郁滞易伤肝，肝气郁，诸症起，王秀霞老师在临床治疗中着重于恢复肝疏泄之功，均以疏肝法为主导方法，因久用疏肝药易产生耗气之弊，故应酌加补气之药，其他症状则应随症加减药物。在治疗时，应鼓励患者建立抵抗疾病的自信，保持乐观的心态。同时要注重患者机体的气血、脏腑、阴阳，根据病情随证加减。研究证实，疏肝理气药物能够起到增强免疫功能、预防肿瘤复发与转移、诱导细胞凋亡等较好作用。疏肝法的应用是本着治病求本的原则，使气机通畅，气血条达，瘀血癥瘕逐渐消散。临床应用疏肝之法应与其他治法并用。

王秀霞老师在治疗子宫颈癌疾病中，灵活运用疏肝之法，代表方药组成包括：醋香附 20g、郁金 10g、茯苓 20g、苍术 20g、川楝子 15g、荔枝核 15g、当归 20g、半枝莲 10g、枳壳 10g、莲子 15g、蜈蚣 5g、山慈菇 10g、紫草 10g、鸡内金 15g、白花蛇舌草 15g。

本方的治则即疏肝行气、扶正抗瘤，方中以疏肝药为主导，意在恢复肝疏泄之功，使全身气机通畅；健脾药意在改善脾胃功能，使脾胃功能不受肝郁克制；抗瘤药使肿瘤细胞增殖受抑，细胞凋亡，难以复发。本方对于治疗子宫颈癌疾病有着一定的临床意义。

三、温煦肾阳搜剔胞络瘀滞法治疗卵巢癌

卵巢癌属于中医"癥瘕"范畴，历代医家认为癥瘕的发生是一个多病因、多病机的过程，其中以脏腑失调的论述居多，脏腑之间，通过经络互为表里，分属阴阳，共同协调完成各生理功能。若先天脏腑禀赋不足或后天失于调摄皆可导致脏腑功能失调，引起气血紊乱，此为肿瘤发生的内在因素。肾为先天之本，肾中阴阳为一身阴阳之根本，肾阳促进机体的化气功能，气的运行推动着血和津液的输布，气滞则血凝，气瘀则血滞；肾阴维持体内津液代谢的正常进

行。肾阳为一身阳气之根本,肾与胞宫又同属下焦,《素问·奇病论》曰:"胞络者,系于肾",因此胞宫依赖肾阳的温煦,肾阳虚,则命门火衰,阴寒内盛,而致冲任失于温煦,不能温暖胞宫,则胞宫虚寒,而致寒凝血滞,聚成癥瘕。肾之瘀集结于生殖之所,卵巢癌患者病机亦在于此,正气日伤,肾精暗耗,即所谓"五脏之伤,穷必及肾,轻伤肾气,重伤肾阳"。

王秀霞教授认为卵巢癌的病机以"肾阳虚衰、血瘀于胞"为主,进而提出温煦肾阳、搜剔胞络瘀滞法治疗卵巢癌。肾虚血瘀(主要指肾阳虚)是癥瘕发生发展的主要病机,因肾藏精,主生殖,肾主水液,肾阳不足,失于蒸腾气化,水湿停聚日久成瘀;肾阳不足冲任失于温煦,胞宫虚寒,寒凝血滞,结于生殖之所而形成癥瘕。治疗应补虚消癥,以"温煦肾阳(以改善全身的阳气机能不振),搜剔胞络瘀滞(以消其癥)"为主,将补虚消癥寓于一方之中,确立了复方理冲生髓饮,以红参、海马、鹿角霜、黄芪扶正,其中:红参、黄芪可扶助正气兼以固本,增强机体免疫力;海马、鹿茸均为血肉有情之品,既可补肾助阳,填精益髓调理冲任,又能通过补肾健脾,从根本上使精气化生有源,正气充足,脏腑强健,则气血充盛,以达"养正积自除"的目的。以三棱、莪术、水蛭、桃仁祛邪,其中:三棱、莪术均具破血行气,消积止痛之功。然三棱长于破血,莪术长于行气,二药相须为伍,入气分以行气消积止痛,入血分以破血散瘀消癥,共为攻坚破积之要药。桃仁活血化瘀,水蛭破血逐瘀,二者均可活血消癥,桃仁、水蛭虽有小毒,但其妙处在于性缓而祛瘀不伤正,以达瘀血去,新血生,脉道通利的目的。佐以茯苓健脾利湿,消瘀散结以利水道;丹皮活血散瘀助消癥积,尚能清邪实日久所生郁热。诸药配伍,达填肾精、补脾气、消癥积的治疗目的。

通过体内外实验研究,发现理冲生髓饮对卵巢细胞 SKDV3 有明显抑制作用,可阻断癌基因 BCL-2 的表达,降低卵巢肿瘤细胞的 PCNA 和 P53 的表达从而抑制癌细胞生长。

[病案举例]

梅某,女,59岁。初诊:2014年5月26日。

卵巢癌术后 38 天。患者平素性格急躁易怒，患者术后引发心悸、胸闷、气短，不能耐受化疗，为求中医治疗，遂于我院门诊就诊。

现患者心悸胸闷，乏力，汗出。

中医诊断：癥瘕（气滞血瘀型）。

处方：三棱 10g、莪术 10g、牡丹皮 15g、茯苓 20g、苍术 20g、荔枝核 15g、红参 15g、桃仁 10g、炒川楝子 15g、鹿角霜 10g、白术 15、水蛭 3g（冲服）。

二诊：2014 年 6 月 4 日，口服中药后自觉乏力，出汗，舌质淡暗，苔薄白，分布不均，脉结。处方：三棱 10g、莪术 10g、牡丹皮 15g、茯苓 20g、苍术 20g、荔枝核 15g、红参 15g、桃仁 10g、炒川楝子 15g、鹿角霜 10g、白术 15、黄芪 30g、半枝莲 15g、水蛭 3g（冲服）。

复诊：2014 年 8 月 28 日，症状缓解，舌质黯，苔薄白，脉弦涩。辅助检查：CA-125：28.94U/ml。盆腔彩超：阴道断端未探及异常回声，盆腔两侧未探及异常回声。处方：三棱 10g、莪术 10g、牡丹皮 15g、茯苓 20g、苍术 20g、荔枝核 15g、红参 15g、桃仁 10g、鹿角霜 10g、白术 15、黄芪 30g、半枝莲 15g、鸡内金 15g、水蛭 3g（冲服）。

四、补肾固冲法治疗经间期出血

王秀霞老师根据多年临床诊疗经验，结合经间期出血的病因病机及辨证分析，以补肾固冲为治法准则，使用中药治疗，奏效显著。

"经水出诸肾"，肾精为化血之源，为胞宫的行经提供物质基础，而经间期是冲任阴精充实，阳气渐长，由重阴转阳，阳气内动，氤氲之状萌发的生理阶段，若阴精不足，重阴不及，阳气内动，热扰冲任，冲任虚损不固，或夹湿热、瘀血等因素均可导致经间期出血。如因先天肾气不足，少女天癸初至，肾气稚弱，或因房劳多产伤肾，或更年期肾气渐衰，以致肾阴不足，虚火耗精，精血亏虚，冲任失养，重阴不及，于氤氲之时未达到重阴状态而阳气内动，阴虚内热，热伏冲任，虚火与阳气搏结，冲任虚损不固，阴阳转化失调，阳气乘阴，阴不敛阳，因而迫血妄行。

王老认为肝为经血之源，凝血之本。现代女性由于当今社会中各种压力的影响，易导致肝的"疏泄"及"藏血"功能失常。如《竹林女科证治·调经上》云："性躁多气伤肝，而动冲任之脉"。肾藏精主封藏，肝藏血主疏泄，肝和肾，一藏一泄，相互协调，使子宫藏泄有期经水行止有度。若平素脾气暴躁，久则伤肝，肝郁气结，肝失疏泄，冲任郁阻，久郁而化热，耗伤肝阴，迫血而下；或阴虚肝阳上亢，疏泄太过，肝热内扰使冲任失守，均可导致出血。

脾为后天之本，主运化，主统血，若患者素体脾虚，或劳倦过度，或饮食不节，损伤脾气，以致中气不足，冲任不固，于氤氲阳气内动之时，阴血失于固摄，以致出血。外感湿热之邪，或情志损伤，肝郁犯脾，脾虚难以化生水谷精微以生精血，使水湿内生，蕴久化热，湿热互结蕴于冲任，于氤氲之时，湿热随内动之阳气外泄，迫血妄行，以致出血。

此外，育龄期妇女经期产后余血未尽之际，感受外邪，瘀血阻滞于胞络冲任，或情志所伤，气滞血瘀，瘀阻冲任，于氤氲期阳气内动，引动瘀血，日久新血不循经，溢于脉外，亦可发为本病。

故王秀霞老师认为此病主要责之于肾、肝、脾三脏以及冲任，多由于肾阴不足，阴不制阳，阳气内动，虚火和阳气搏结，或肝气郁结，或脾气不足，或兼夹湿热内蕴，或瘀血内留等因素动血而导致此病的发生。

王秀霞老师根据其发病机理及多年临证经验，认为经间期处于体内阴阳转化的关键时期，应着重培其本而滋其源，顺其气而调其血。提出治疗经间期出血，当补肾填精以滋其源，疏肝理气以达脾胃升降有常。以中医药传统理论为基础，辨证立法，处方配伍将益肾滋阴，疏肝健脾，调摄冲任，平衡阴阳作为本病的主要治疗法则，自拟益肾调经方随证加减变化。

益肾调经方由左归丸合二至丸加减变化而成，方中重用熟地滋补肾阴，填精益髓；生地滋阴清热，凉血止血；山药滋精固肾，补脾益气；覆盆子补益肝肾；女贞子、墨旱莲滋补肝肾，凉血止血；龙骨、牡蛎收涩止血且通瘀；益智仁、芡实益肾固精，健脾；菟丝子补肾固涩，杜仲温肾固冲，补骨脂补肾暖脾，三者合用，既得补肾肝脾气之宜，亦达善补阴者阳中求阴之意，有利于阴精的恢复和阴阳的转化。王秀霞老师亦考虑肝失疏泄这一关键病机，随证加疏肝解郁，调达肝气之药，如加郁金以畅肝之郁，疏肝之气；柴胡、荆芥、川楝子既能和肝升阳除湿，又能疏解血中之热以止血；白芍养血柔肝，调肝理脾；黄芩凉血清肝而不伤正。此外，王老擅用丹参养血活血，祛瘀而不伤正，以奏一物抵四物之效；阿胶滋阴补血。若脾虚湿盛者则加苍术、薏苡仁健脾化湿，下焦湿热盛者加车前子、茵陈清热利湿。同时加麦冬养阴且防熟地、阿胶等滋腻碍胃。对于由于宫内节育环引起子宫内膜炎性刺激引发的出血，王秀霞老师用夏枯草、土茯苓、金银花、桔梗以清热抗炎。并嘱患者平日服用院内自制药育阴丸（由熟地黄、牛膝、牡蛎、海螵蛸、五味子、白芍、续断、槲寄生、山药、杜仲、白术、何首乌组成）。

[病案举例]

张某，29岁，2015年12月4日初诊。

主诉：月经失调3月余。

现病史：患者13岁月经初潮，平素月经尚规律，经量中等，色鲜红，质稀，经期持续6~7天，伴腰腿酸软。近3个月来月经不规律，每于月经干净6~7天后又出现阴道流血，血量少于正常月经量，色暗红，持续4~5天。末次月经：2015年11月15日，自11月27日起阴道有少量血性分泌物，4天止，伴头晕，烦躁易怒，腰腿酸软，手足心热，夜寐不安，大便溏薄，舌淡红，苔薄白，脉弦细而数。

中医诊断：经间期出血（肝肾阴虚型）。

西医诊断：排卵期出血。

治法：滋补肝肾，固冲止血。

处方：苍术30g、生地15g、墨旱莲30g、女贞子15g、杜仲20g、菟丝子30g、山药15g、补骨脂15g、芡实10g、龙骨20g、牡蛎20g、麦冬15g、夏枯草20g、生甘草10g。水煎服，日1剂，早晚饭后服用；非月经期服用育阴丸。

二诊：2016年1月10日。患者自诉末次月经12月18日，6天血止，经量可。12月30日出现少量血性分泌物，2天止，白带量多，色黄，余症均有缓解。

方用：苍术 30g、白芍 15g、墨旱莲 30g、女贞子 15g、杜仲 20g、山药 30g、柴胡 15g、荆芥炭 15g、茵陈 10g、车前子 20g、覆盆子 20g、夏枯草 20g、生甘草 10g。水煎服，日 1 剂，早晚饭后服用；非月经期服用育阴丸。

三诊：2016 年 2 月 5 日。患者自诉服药后月经按期来潮，末次月经 1 月 17 日，6 天血止，经间期未见出血，无其他不适症状。继服上方 7 剂，口服育阴丸。之后电话随访，患者自诉月经规律，身体状态良好。

五、疏肝活血法治疗经行乳胀

经行乳胀是指每于行经前出现乳房作胀或乳头胀痒疼痛，甚至不能触衣者，是月经病中常见的一个伴随症状。而门诊中以其为主症就诊的日趋增多。

本病发生多与肝、脾胃、肾功能失调相关。乳头属肝，乳房属胃，经前乳胀症，与肝胃二经相关，肾藏精，主生殖。肾所藏之元精化生为"天癸"，天癸在下表现为月事以时下，完成孕胎、产育等生理功能；在上表现为乳房随月事周期出现生理性腺体的增生与复旧。故肾与乳房关系密切。肝、脾、肾三脏中，本病与肝经的关系最为密切，肝脏是调畅人体气机及情志的重要器官，女子以血为本，以气为用。女性最易受情志影响，其经络所过之乳房就作胀，甚则疼痛。

王秀霞老师根据多年的临床经验认为本病多为实证和虚实夹杂证，临床将本病分为肝气郁滞型、肝郁脾虚型、肝郁肾虚型。根据肝体阴用阳的特点，治疗时亦体用并重。治用，即是调理肝的功能；所谓治体，是指调补肝血和肝阴的亏损。故治肝应以柔润为贵，以柔克刚，肝血得充，则横逆之气自敛。正所谓"补肝之血而解肝之郁，利肝之气而降肝之火"，以使木郁达之。选用《医宗金鉴》的清肝解郁汤（当归、生地、白芍、川芎、陈皮、制半夏、贝母、茯神、青皮、远志、桔梗、苏叶、栀子、香附、甘草）治疗本病。现代研究证实，疏肝理气药物可以调整植物神经功能，抑制神经兴奋，通过调节神经－内分泌系统，降低过高的 PRL，调整卵巢功能，促进雌激素在肝脏中的灭活，从而调整内分泌功能，使乳腺周期性增生与复旧的变化恢复正常。

本方治疗经行乳房胀痛疗效显著。王秀霞老师根据月经周期生理特点不同临床加减运用本方剂，经前阴血充足，肝气旺盛，冲任之气血充盈，使乳腺组织发生生理性增生，治疗以疏肝为主；经后期经血适净，血海空虚，冲任血虚，乳腺组织由增殖转为复旧，所以经后以调补肝肾为主。临证加减运用取得良好的临床疗效。

[病案举例]

崔某，女，38岁，已婚。初诊：2008年5月18日。

该患17岁月经初潮，平素月经规律，一月一行，持续5~7天，量中，色黯，近半年自觉因工作紧张，压力过大月经量明显减少，持续3天止，末次月经4月25日，经前半个月乳房胀痒疼痛，心烦易怒，腰酸痛，失眠，舌红少苔，脉弦细。

查体：双侧乳房未触及异常。

中医诊断：经行乳胀（肝郁肾虚型）；月经过少（肝郁肾虚型）。

西医诊断：经前期综合征；月经失调。

治则：因在经前期，治疗以补肾疏肝，理气调经为主。

处方：清肝解郁汤减半夏、贝母、桔梗（因无痰湿症状）及栀子（因无肝郁化火症状），加杜仲、川牛膝、山萸肉补肾滋阴。

当归20g、生地20g、赤芍15g、川芎10g、陈皮15g、茯神15g、青皮15g、远志20g、苏叶10g、甘草10g、香附30g、杜仲20g、川牛膝30g、山萸肉15g。15剂。

二诊：2008年6月1日。主诉：月经于5月24日来潮，量稍增多，持续3天，经前乳房胀痛减轻，失眠症状减轻，仍腰酸痛，舌红少苔，脉弦细。

治则：因为经后期，冲任血虚，以补养肝肾为主。

方药：清肝解郁汤减制半夏、贝母、桔梗、栀子，加仙茅、仙灵脾、杜仲、山萸肉。

当归20g、熟地20g、白芍15g、川芎10g、陈皮15g、茯神15g、青皮15g、远志20g、苏叶10g、甘草10g、香附30g、仙茅15g、仙灵脾30g、杜仲20g、山萸肉15g。15剂。

如此周期性服用 4 个月后，月经基本恢复正常，持续 5 天，量中，无其他不适感，随访 3 个月，未见复发。

六、调补肝肾育阴潜阳治疗围绝经期综合征

围绝经期综合征又称更年期综合征，是指妇女在绝经前后，伴月经失调并出现烘热汗出、烦躁易怒、头晕目眩、耳鸣心悸、失眠健忘、腰背酸痛、手足心热等与绝经有关的症状，中医称为经断前后诸症。

王秀霞老师认为肾虚是围绝经期综合征的发病基础，认为在妇女绝经前后，机体随着肾气由盛渐衰，天癸减少直至衰竭，精血日趋不足，冲任二脉也随之衰少，生殖功能下降，月经由稀少不规则以至停止来潮，终至绝经，这本是一个正常过渡的渐进性生理过程，因此约半数妇女可通过脏腑间的协调，顺利度过此期，但部分妇女在此生理转折时期，受内外环境的影响，易导致阴阳失调而发病。所以，围绝经期肾气虚衰乃是导致本病发生的基础，但久则易波及其他脏腑，因肾为阴阳之宅，水火之脏，五脏六腑之根本，且"五脏相移，穷必及肾"，故肾阴阳失调，可累及其他脏腑，而其他脏腑病变，久则必然波及肾脏，所以本病的发病机理以肾虚为基础，阴阳失调，气血失和，多脏受累则是其临床表现多样化的直接原因。

王秀霞老师认为肝郁是导致本病发生的关键因素，因为肝肾同源，既有母子关系，又有精血同源关系，所以，围绝经期肾气渐衰之时，逢内外因素的影响，肝脏受累首当其冲，这也是围绝经期综合征多以肝经症状为主的原因之一。本病虽亦属于本虚标实，但标实之症多重多急，本虚之症可缓可待。女子以肝为先天，冲任失调之际疏肝调肝为要，兼顾健脾益肾，王老以此出发，确立了有效方剂——坤宁安。

坤宁安组成：柴胡 15g、当归 20g、白芍 20g、山药 15g、党参 15g、茯苓 15g、龙骨 20g、牡蛎 20g、桂枝 10g、穿山龙 15g。

全方以经方桂枝加龙骨牡蛎汤加柴胡、当归、山药、党参、茯苓、穿山龙等组成，具有疏肝行气、健脾安神、调和营卫之功效。桂枝加龙骨牡蛎汤疏肝

之力较弱，因此在原方的基础上加柴胡疏肝解郁，当归、白芍养血柔肝。且白芍、当归合用，当归辛温走而不守其性开；白芍酸寒守而不走其性合，辛而不过散，酸而不过收，一开一合，互相为用，助柴胡疏肝最佳，从而良好解决心烦易怒等症状。《金匮要略》曰："见肝之病，知肝传脾，当先实脾。"围绝经期肾气渐衰，全靠后天脾胃滋养，又肝郁易克脾土，故方中加党参、茯苓，一则取未病先防、已病防变之意，先实脾胃之气。一则二药均有安神定志之功，从而解决失眠多梦症状。

［病案举例］

李某，45 岁，2015 年 9 月 14 日初诊。已婚。

病史：患者 12 岁月经初潮，平素月经尚规律，经量中等，色鲜红，质稀，经期持续 6~7 天，伴腰腿酸软。近 6 个月来月经不规律，稀发，月经量少，色暗红，持续 4~5 天。末次月经 2015 年 8 月 30 日。烘热汗出，烦躁易怒，腰腿酸软，手足心热，夜寐不安，舌淡，苔薄白，脉沉细而迟。

诊断：围绝经期综合征（肝肾阴虚型）。

治则：滋补肝肾，养心安神。

处方：柴胡 15g、当归 20g、白芍 20g、山药 15g、党参 15g、茯苓 15g、龙骨 20g、牡蛎 20g、桂枝 10g、穿山龙 15g。每日 1 剂，水煎服，连服 7 剂。

二诊（2015 年 9 月 25 日）：患者自诉夜寐不安，余症均有缓解。

处方：柴胡 15g、当归 20g、白芍 20g、山药 15g、党参 15g、茯苓 15g、龙骨 20g、牡蛎 20g、桂枝 10g、穿山龙 15g、酸枣仁 15g。每日 1 剂，水煎服，连服 7 剂。

三诊（2015 年 10 月 20 日）：患者自诉末次月经 9 月 27 日，3 天血止，经量少，无其他不适症状。继服上方 7 剂，之后电话随访，患者自诉无其他不适症状，身体状态良好。

七、调周法治疗 PCOS 无排卵型青春期功血

多囊卵巢综合征（PCOS）是一种妇科常见的内分泌紊乱性疾病。其特点

是持续性无排卵，高雄激素表现，卵巢多囊样改变。多囊卵巢综合征是导致女性内分泌紊乱的最常见疾病，人群发生率达 5%。月经稀发、不孕、多毛、痤疮、肥胖等，是 PCOS 的主要临床表现，继发闭经、功能失调性子宫出血次之，原发闭经，规则的无排卵月经偶见。虽然 PCOS 无排卵型功血的病例并不多见于临床中，但患者的身心健康与生活受到严重的影响，应该积极治疗。王秀霞老师分别于出血期以清热滋阴、养血固经为准则，于非出血期以滋肾养血、调经固冲为准则，用自拟"固冲止血汤""调经方"加减治疗该病临床取得理想疗效。

固冲止血汤：龙骨 30g、牡蛎 30g、海螵蛸 20g、墨旱莲 30g、苍术 20g、续断 20g、山萸肉 15g、炒地榆 30g、阿胶 10g、白芍 20g、金银花 15g、夏枯草 15g、生地黄 15g、牡丹皮 15g。

固冲止血汤由《医学衷中参西录》中固冲汤加减而来，固冲汤以益气健脾，固冲摄血为法治血崩证，王秀霞老师根据 PCOS 无排卵型功血患者之肾阴虚证将此方化裁为自拟固冲止血方。方中龙骨、牡蛎、海螵蛸收敛止血；炒地榆固冲止血；苍术补脾固冲止血；山萸肉补益肝肾；墨旱莲、川续断补肾固冲；白芍敛阴养血；阿胶滋阴养血；金银花、夏枯草、生地黄、牡丹皮清热滋阴止血。后天之本为脾，脾气旺则气血化生充足，遂冲脉血海盛盈；先天之本为肾，肾气旺则封藏有司，遂月事如期来潮，适度而止。同时治以清热滋阴，养血止血，全方立足于止血的同时滋阴养血，清热固经，调节肾 – 天癸 – 冲任 – 胞宫的正常建立与平衡。

调经方：当归 10g、炒山药 15g、生地黄 15g、杜仲 20g、川芎 10g、山萸肉 10g、巴戟天 15g、香附 15g、丹参 10g、女贞子 15g、仙灵脾 15g、石斛 15g。

补血养血的调经的四物汤经化裁而成本方。王老以其为基础，拟定调经方，方中当归补血养肝，和血调经；生地黄清热滋阴补血；川芎活血行气；丹参、香附相须为用，活血通络、调畅气血。炒山药补脾益气，顾护气血化生之源，同时平补肝肾。仙灵脾补肾益精；女贞子、石斛补益肝肾、益精强阴；杜仲、山茱萸、巴戟天补肝肾，益精血，调冲任，促进经间期排卵。诸药合用，补而不滞，滋而不腻，补肾填精，滋阴养血。

王秀霞老师的治法独具特色，"固冲止血汤"加减和"调经方"加减发扬了祖国医学止崩血，填精血，滋肾阴，充肾气，清虚热，固冲任的独有优势，方药的现代药理研究还表明，大多数药物通过其类激素样作用，调节下丘脑－垂体－卵巢轴功能，建立生殖内分泌环境的平衡，可使月经周期规律，排卵如常。

[病案举例]

徐某，19岁，2015年12月4日初诊。未婚。

主述：阴道不规则出血一月余。

病史：患者15岁月经初潮，平素月经不规律，28~37日一行，经量中等，色鲜红，血块（±），经期持续7~20天不等，伴痛经，腰酸。末次月经2015年11月3日，至今未止，腰腿酸软，小腹坠胀，乏力，手足心热，纳眠可，二便调；舌红，苔少，脉弦细而数。

辅助检查：盆腔彩超：子宫稍小（35mm×19mm×34mm），回声均匀。内膜约3.2mm，回声均匀。Lov：体积约11.4cm^3，卵泡数约12个，大小约2~5mm。Rov：体积约10.1cm^3，卵泡数约12个，大小约2~5mm。性腺激素检查：FSH：5.46mIU/ml；LH：14.19mIU/ml；TSTO：77.93ng/ml。

西医诊断：PCOS无排卵型青春期功血。

中医诊断：崩漏（肾阴虚型）。

治则：滋肾益阴，固冲止血。

处方：龙骨20g、牡蛎20g、海螵蛸20g、墨旱莲30g、苍术20g、续断20g、山萸肉15g、炒地榆10g、阿胶10g、麦冬15g、夏枯草15g、菟丝子20g、生地黄15g、生甘草10g。每日1剂，水煎服，连服7剂；平时口服育阴丸。

二诊（2016年1月15日）：患者自诉服前方汤药后，于12月8日血止。末次月经为1月12日，血未止，量中等，余症均有缓解。

处方：龙骨30g、牡蛎30g、海螵蛸20g、墨旱莲30g、苍术20g、续断20g、山萸肉15g、阿胶10g、麦冬15g、金银花15g、夏枯草15g、茜草炭15g、炒地榆10g、蒲黄炭10g、生甘草10g。每日1剂，水煎服，连服7剂；平时口服用育阴丸。

三诊（2016年2月22日）：患者自诉服药后月经按期来潮，末次月经2月14日，6天血止，经间期未见出血，无其他不适症状。继服上方7剂，口服育阴丸。

之后电话随访，患者自诉月经规律，身体状态良好。

八、围绝经期功血的治疗

围绝经期功能失调性子宫出血（PDUB），简称围绝经期功血，是指发生在围绝经期的功能失调性子宫出血，由于绝经过渡期卵巢功能下降而无周期性排卵所致，是常见妇科内分泌疾病，亦为妇科临床疑难病症，发病率逐年攀升，严重影响围绝经期妇女的身心健康。

围绝经期功血，属于中医学"崩漏"范畴。在崩漏病机上，王秀霞老师结合女性生理，认为围绝经期崩漏主要与肝肾阴虚，脾失固摄有关。脾肾两虚、冲任亏损是围绝经期功能失调性子宫出血的主要病机，治疗时主张塞流与澄源结合，固冲止血，血止后健脾补肾，益气生血以复其旧，并根据患者病情不同评估手术。

1. **塞流与澄源结合，固冲止血**　塞流澄源，审证求因。王老认为塞流与澄源应相辅相成。澄源为塞流的前提与复旧的基础，二者同时兼顾方能达到止血之功效。在治疗崩漏止血时惯用固冲止血方，此方从安冲汤、固冲汤加减化裁而来。药用龙骨、牡蛎、海螵蛸、苍术、川续断、墨旱莲、地榆炭、山茱萸、阿胶、白芍。张山雷针对崩漏，认为"不知血之所以妄行，多是龙雷相火，疏泄无度，惟介类有情，能吸纳肝肾泛滥之虚阳，安其窟宅，正本清源，不治血而血自止"。该方中龙骨、牡蛎、海螵蛸为介类药物，具有潜纳宁宫、收敛固涩止血之功效；阿胶止血补血，配白芍滋阴柔肝以藏血；旱莲草、白芍为清滋之品，清热凉血以滋水涵木；山茱萸酸敛固涩；地榆炭收敛固涩；川续断益肾固冲止血；苍术健脾祛湿以助运化。王秀霞教授常在塞流的同时联合清热凉血以澄源，常于固冲止血方的基础上配伍金银花、土茯苓、夏枯草、忍冬藤等具有清热解毒功能之中药。王秀霞老师认为，在崩漏患者中，此类患者长期出血，子宫内膜并不因长期出血而变薄，反而多表现为增厚的子宫内膜。此时的子宫内膜多处于炎性状态，如若不及时止血改善其状态，反而会再次引起突破性的大量出血。在治疗崩漏时，王老常酌加少量清热解毒类药物，一方面可预防感染，增强止血功能，另一方面以达到澄源之效。

2. 健脾补肾，益气生血以复旧 临证中，围绝经期崩漏患者血止之后易出现周身乏力、气短、脉沉缓无力等一派虚象。王秀霞教授认为，崩漏患者表现出一派虚象，不利于止血，即使暂时止血，如若不纠正其状态，仍会再次出血。血止后王老针对此类患者在治疗上推《素问病机气宜保命集·妇人胎产论》中"妇人童幼天癸未行之间，皆属少阴；天癸既行，皆从厥阴论之；天癸已绝，乃属太阴经也"之说，此理论成为其临证治疗围绝经期血止后从脾虚论治的理论基础。治疗该阶段疾病，王老常以归脾汤加减。药用苍术、党参、黄芪、当归、茯神、远志、炒酸枣仁、木香、龙眼肉、甘草等，酌加补肾之覆盆子、芡实、杜仲、山茱萸、墨旱莲、女贞子，一方面寓清热澄源于复旧之中，脾肾同治复旧以固冲任；另一方面覆盆子、芡实、山茱萸等在补肾的同时兼具收涩之功，可预防子宫异常出血。此类患者多数出血时间长，伴有不同程度的贫血，临床多表现出面色苍白、口唇苍白等气血两虚之象，王老临证酌加西洋参、太子参、熟地黄、阿胶、砂仁。其中熟地黄、阿胶为滋腻之品，砂仁不仅可防止其滋腻碍胃，还具醒脾和胃之功。

[病案举例]

李某，女，46岁，已婚。初诊日期：2015年5月8日。

主诉：患者阴道不规则出血2周余。

现病史：患者自述15岁月经初潮，既往月经规律，28天一行，量尚可，4日止，孕3产1，曾行人工流产2次。环（-）。末次月经4月24日，淋漓不断至今，伴腰酸乏力、心悸、失眠、食欲不振，二便正常；舌淡边有齿痕，脉沉。

西医诊断：功能失调性子宫出血。

中医诊断：崩漏。

辨证：脾肾两虚，冲任不固。

治法：固冲止血。

方药：固冲止血方加减。

处方：生龙骨 30g、煅牡蛎 30g、海螵蛸 20g、苍术 20g、川续断 20g、墨旱莲 30g、地榆炭 30g、山茱萸 15g、阿胶 10g、白芍 20g、夏枯草 20g、土茯苓 20g、忍冬藤 20g、炒蒲黄 15g、炙甘草 10g。

二诊（5 月 19 日）：服药 1 周血仍未止，量少，腰酸乏力，舌质淡边有齿痕，脉沉。上方加茜草炭 20g、黄芪 20g。

三诊（5 月 29 日）：服上方 4 剂后血止。现血止后 3 天，仍感腰酸、倦怠乏力，舌质淡边有齿痕，脉沉无力。超声检查示：子宫内膜 17 mm。中药治以健脾益肾、补气养血。

处方：苍术 20g、党参 15g、黄芪 20g、当归 15g、茯神 15g、炒酸枣仁 15g、覆盆子 15g、芡实 20g、杜仲 20g、山茱萸 15g、墨旱莲 20g、女贞子 15g、桔梗 15g、炙甘草 10g。

四诊（6 月 26 日）：服药后腰酸乏力基本好转，月经于 2015 年 6 月 5 日来潮，5 天血止。舌质干边有齿痕，脉沉。上方去酸枣仁、覆盆子、桔梗，黄芪增至 30g，加益智仁 15g、麦冬 15g。平时服用妇科养荣胶囊，1 次 4 粒，1 天 3 次以巩固疗效。

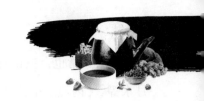

第五篇

医案选编

一、月 经 病

经者，常也，三旬而一下，如月之盈亏有序，故名月经，又称月信、月事、月水等。《内经》中记载："女子七岁，肾气盛，齿更发长。二七而天癸至，任脉通，太冲脉盛，月事以时下，故有子……七七任脉虚，太冲脉衰少，天癸竭，地道不通，故形坏而无子也"。一般女子到十四岁后月经开始来潮，四十九岁月经停止。凡月经的周期、经期、经量等发生改变，以及伴随月经周期出现明显不适症状的疾病，称为"月经病"。西医统称为"月经失调"。近年来一般认为月经病包括月经不调（月经先期、月经后期、月经先后不定期、月经过多、月经过少、经期延长、经间期出血），以及闭经、崩漏、痛经和经行前后诸证、经断前后诸证。

月经病的治疗重在"治本调经"，治本大法有补肾、扶脾、疏肝、调理气血等，在临床上又要根据不同年龄、不同体质、不同生理特点予以不同的侧重治疗。王秀霞老师认为，月经病的治疗重在"调"和"补"，月经来潮前重在调经，月经来潮后重在补肾。

（一）月经先期

月经先期是指月经周期提前 7~10 天，经期正常，并连续 2 个周期以上者。亦称"经期超前""先期经行"或"经早"。以青春期和更年期妇女多见。西医学有排卵性黄体不健的功能失调性子宫出血病和盆腔炎性疾病所致的月经提前可归属于月经先期范畴。月经先期的辨证主要辨其属于气虚或血热，治疗上以安冲为大法，或补脾固肾以益气，或养阴清热，或清热降火，临证中应根据不同情况细加辨之。王秀霞老师认为，月经先期的发生根据不同年龄的不同生理特点应施以不同的治则。发生在青春期多重于清热，发生在为围绝经期多重于补气。

[案例]

魏某，女，44 岁，于 2014 年 3 月 28 日初诊。

主诉：月经频发数年。

现病史：近年月经 15~20 日一行，末次月经：3 月 28 日，经量较多，经色鲜红，质黏稠，小便短黄，偶有腰酸，舌红，苔少，脉数。

中医诊断：月经先期（气阴两虚型）。

西医诊断：月经失调。

治法：益气清热养阴，固冲止血调经。

处方：苍　术 20g　　麦　冬 20g　　金银花 15g　　桔　梗 20g

　　　杜　仲 20g　　墨旱莲 30g　　女贞子 15g　　夏枯草 30g

　　　白　芍 20g　　地榆炭 30g　　甘　草 10g

水煎服，日 1 剂，早晚饭后服用。

禁忌：生冷油腻，辛辣之品。

二诊：4 月 10 日来诊，末次月经：3 月 28 日，月经量少，察其舌红，诊其脉数，仍需进行清热固冲治疗，故拟方：

　　　　　苍　术 20g　　桔　梗 20g　　金银花 15g　　延胡索 15g

　　　　　丹　参 20g　　夏枯草 30g　　败酱草 20g　　冬瓜子 15g

　　　　　土茯苓 15g　　川楝子 15g　　牡　蛎 20g　　浙贝母 15g

　　　　　何首乌 10g　　郁李仁 10g　　甘　草 10g

水煎服，日 1 剂，早晚饭后服用。

三诊：5 月 8 日来诊，末次月经 5 月 3 日，仍以自拟方继续治疗，处方：

　　　　　苍　术 20g　　桔　梗 20g　　土茯苓 15g　　夏枯草 30g

　　　　　败酱草 20g　　金银花 15g　　丹　参 20g　　延胡索 15g

　　　　　冬瓜子 15g　　川楝子 15g　　何首乌 10g　　玄　参 10g

　　　　　郁　金 10g　　甘　草 10g

水煎服，日 1 剂，早晚饭后服用。

后在此方基础上加减口服一个月，月经基本规律。

按：月经先期的发生与气虚血热密切相关，气虚则不能摄血，血热则热扰冲任，冲任不固，不能制约经血，加之阴血不足，使肝阳有欲亢之势，故月经先期。傅山的《傅青主女科》指出"妇人有先期经来者，其经甚多，人以为血热之极也，谁知是肾中水火太旺乎……"综合本案患者的舌象、脉、证，属气虚血热之体，故治疗上采取补气健脾，清热养阴，气阴复，热邪祛，冲任得固，月经遂得正常。首诊患者尚处于经期，经量较多，故治疗中在清热养阴的同时酌加固冲止血之方药，防止出血过多。方中苍术健脾益气；白芍、杜仲、麦冬、女贞子滋补肝肾。二诊以健脾和胃，养阴制阳为治疗大法，加牡蛎之重镇之品以防阳亢于上；加冬瓜子、川楝子、败酱草等清热。三诊时据其脉象、舌苔，治以健脾益气，滋养肝肾。在本案的治疗中益气清热养阴贯穿始终，最终取得较好疗效。

（二）月经后期

月经后期是指月经周期错后一周以上，甚至3~5个月一行，经期正常，连续两个月经周期以上者。亦称"经期错后""经行后期""经迟"。在青春期月经初潮一年内，或围绝经期出现的周期延后，而无其他不适者，则不属于月经后期。本病可相当于西医学月经失调中的月经稀发，以及功能失调性子宫出血中表现为月经延后征象者。如果合并有月经过少，不及时正确治疗，可能发展成为闭经，严重影响女性的生活质量，困扰女性的身心健康。月经后期的辨证主要需辨清虚实，虚证治以温经养血，实证治以活血行滞。王秀霞老师认为月经后期的发生主要与肾虚和痰瘀相关，肾虚则精亏血少，冲任不足；痰瘀阻滞于冲任，则气血运行不畅，最终导致血海不能按时满溢，故在治疗上遵循"虚则补之，实则泻之"的治法，辨证施治。

［案例］

刘某，女，28岁，于2012年5月16日初诊。

主诉：月经稀发数年。

现病史：患者15岁初潮，初潮后一向月经后期，最长三月一至，量少，3天即止。末次月经：2012年5月9日。辅助检查：盆腔超声提示：子宫三径大小为：39mm×30mm×30mm，内膜：6.7mm，左卵巢：29mm×15mm×25mm，其内可见窦卵泡数约10个，右卵巢：30mm×18mm×26mm，其内可见窦卵泡数约12个。平素患者自觉乏力，偶有腰酸。体征：身高171cm，体重65kg，黑棘皮症（+）。舌体胖大，苔白腻，脉沉。

中医诊断：月经后期（痰湿型）。

西医诊断：多囊卵巢综合征。

治法：燥湿化痰，补肾调经。

处方：苍　术 20g　　远　志 10g　　半　夏 10g　　胆南星 15g

　　　鳖　甲 15g　　浙贝母 20g　　青　皮 15g　　丹　参 20g

　　　川牛膝 20g　　白芥子 5g　　当　归 15g　　鸡血藤 30g

　　　香　附 20g　　甘　草 10g

水煎服，日 1 剂，早晚饭后服用。

嘱查性腺激素水平等。

二诊：2012 年 6 月 1 日。该患自述于 5 月 24 日性交后少量出血至今未止，舌暗，脉沉。5 月 17 日检查结果，LH：19.16mIU/ml；FSH：4.46mIU/ml；E：33.83pg/ml；T：65.81ng/dl；DHS：248ug/dl。

方为前方去当归、鸡血藤、香附，加仙茅 15g、鹿角霜 20g、泽兰 15g、菟丝子 30g。

水煎服，日 1 剂，早晚饭后服用。

三诊：2012 年 7 月 6 日。末次月经：6 月 11 日，量增，药后乏力腰酸等症状减轻。舌暗，脉沉。方用：

　　　当　归 10g　　川　芎 10g　　生地黄 15g　　生杜仲 20g

　　　炒山药 15g　　山茱萸 10g　　巴戟天 15g　　香　附 15g

　　　丹　参 20g　　鳖　甲 15g　　浙贝母 20g　　郁　金 20g

　　　泽　兰 15g　　益母草 20g

水煎服，日 1 剂，早晚饭后服用。

四诊：2012 年 8 月 22 日，患者述近两月月经规律，分别为 7 月 12 日，8 月 14 日，量中等，色红，无血块，乏力等症状基本消失。舌红，脉沉。方用：

　　　仙　茅 15g　　山萸肉 15g　　枸杞子 20g　　覆盆子 20g

　　　巴戟天 15g　　生杜仲 20g　　仙灵脾 20g　　益智仁 20g

| 鹿角霜20g | 茯苓15g | 鳖甲15g | 浙贝母20g |
| 香附15g | 丹参20g | 甘草10g | |

水煎服，日1剂，早晚饭后服用。

五诊：2012年12月30日。患者继续治疗三月余，自述近几月月经规律，量适中。

按：《丹溪心法》中提出："血虚、血寒、痰多"均可导致月经后期的发生。本案患者月经后期，究其本源乃是肾虚血瘀导致，肾虚则精亏，冲任不足；痰湿下注冲任，壅滞胞脉，气血运行缓慢，血海不能按时满溢，遂致经行错后。该患者首诊时月经稀发，且乏力腰酸，综合脉证，宜采用豁痰除湿，补肾调经之法；二诊性交后出血，补肾固冲，加仙茅、鹿角霜、泽兰、菟丝子；三诊为经前就诊，宜养血活血，祛瘀调经；四诊时月经刚过，血海亏虚，遵循周期气血消长规律，经后以补肾健脾调冲，活血化瘀为主。整个治疗过程中根据月经周期的不同阶段辨证用药，最终取得较好疗效。

（三）经间期出血

经间期出血是指月经周期基本正常，在两次月经之间，氤氲之时，发生周期性出血者。相当于西医学的排卵期出血以及盆腔炎性疾病导致的经间期出血。本病多由于肾阴不足，阴不制阳，阳气内动，虚火和阳气搏结或脾气不足或兼夹湿热内蕴或瘀血内留等因素动血而导致。治疗上采取调摄冲任，平衡阴阳为治疗大法。随证选用滋肾阴、补脾气、利湿热或消瘀血的方药治之。王秀霞老师认为，"经水出诸肾"，肾是月经形成的关键，故无论何种原因导致的出血，最终都要酌加补肾之药，通过补肾来调经。

[案例]

王某，女，26岁，于2015年9月18日初诊。

主诉：月经频发，最多一月3行。

现病史：患者近一年月经频发，每于经后一周又呈现少许出血。末次月经：8月27日。月经色红质稠，量中，头晕耳鸣，五心烦热，腰膝酸软，舌淡红，苔薄白，脉细数。

中医诊断：经间期出血（肾阴虚型）。

西医诊断：功能失调性子宫出血。

治法：滋肾益阴，固冲止血。

处方：
生 地 15g	薏苡仁 15g	女贞子 15g	麦 冬 15g
白 芍 15g	墨旱莲 15g	黄 芩 15g	夏枯草 15g
金银花 10g	地 榆 20g	芡 实 15g	甘 草 10g

水煎服，日 1 剂，早晚饭后服用。

复诊：11 月 13 日来诊，自述末前次月经：9 月 25 日，末次月经：10 月 22 日，4 天血止，一周后少许出血 2 天，量有所减少。故平补肾之阴阳，以行固冲止血之功。方用：

仙 茅 15g	山茱萸 15g	狗 脊 20g	覆盆子 20g
巴戟天 15g	杜 仲 20g	淫羊藿 15g	鹿角霜 20g
茯 苓 15g	益智仁 15g	鳖 甲 15g	夏枯草 15g
金银花 10g	石 斛 15g	女贞子 10g	

水煎服，日 1 剂，早晚饭后服用。

按：患者先天肾阴不足，热伏冲任，阳气内动，迫血妄行，血失封藏；经血失于温煦，色淡质稀；舌淡红少苔脉沉细也为肾阴虚之征。王秀霞老师根据多年临床经验认为肾阴不足是导致经间期出血的主因，为疾病之本。故在治疗过程中往往以滋补肾阴为治疗大法，使得血止经调。

（四）月经过少

月经过少是指月经周期正常，经量明显少于既往，不足两日，甚或点滴即净者，亦称"经水涩少""经量过少"。相当于现代医学中的子宫发育不良、性腺功能低下、人工流产术后及多种原因导致下丘脑－垂体功能失调引起的月经量少。常与月经后期相伴发生或相互影响，日久可发展为闭经、不孕等。本病的辨证以全身证候为主，明辨其虚实寒热，在气在血。其肾虚者补肾填精养血，血虚者健脾益气生血，血寒者温经散寒活血，血瘀者理气活血化瘀。王秀霞老师在治疗月经过少的疾病中，善于结合中医传统的治疗方法，以补肾调经方法为主，主张在月经周期的不同阶段根据人体阴阳的自然变化规律辨证用药，临床取得较满意的疗效。

[案例一]

王某，女，42岁，于2014年3月25日初诊。

主诉：月经量少数年。

现病史：自16岁月经初潮，月经一直量少后期，初孕自然流产，再孕7周余胎停清宫，后月经量愈发减少，末次月经3月12日，一天血止，色紫暗，有血块。平素腰膝酸软，舌暗，苔薄，脉沉。

中医诊断：月经过少（肾虚型）。

西医诊断：月经失调。

处方：仙　茅15g　　山茱萸15g　　狗　脊20g　　覆盆子20g
　　　　巴戟天15g　　盐杜仲20g　　淫羊藿20g　　益智仁20g
　　　　鹿角霜20g　　茯　苓15g　　穿山龙15g　　丹　参20g
　　　　鸡血藤20g　　益母草20g

水煎服，日1剂，口服。

二诊：4月1日。月经尚未来潮，舌暗淡，有瘀点，脉沉，血瘀的症状明显，故前方加郁金15g、川牛膝15g、泽兰15g行气活血祛瘀，引血下行。14付，服法同前。

三诊：末次月经：4月9日，血量稍增，舌暗，脉沉，病情已有好转，故前方去郁金、川牛膝，加醋香附15g，减轻活血引血下行之力，以防活血太过而伤阴。14付，服法同前。

后以此方加减口服3月，月经量增。

按：本案患者16岁月经初潮，月经量少后期，孕2胎都自然殒落，说明患者先天禀赋不足，又加之后天因素导致血瘀，阻滞冲任胞宫，血行不畅故月经量少。"经水出诸肾"肾虚则经少，治疗原则当以补肾助阳，活血祛瘀调经。方中茯苓健脾补气，益生化气血之源；醋香附、丹参、鸡血藤、穿山龙、益母草、川牛膝理气活血，引血下行；山茱萸、狗脊、益智、杜仲、巴戟天、淫羊藿、仙茅、覆盆子补肾助阳而益精气，使得气血渐复，月经渐增。

[案例二]

李某，33岁，于2013年10月27日初诊。

主诉：月经量少1年余。

现病史：近1年月经量渐进性减少。初孕人流，再孕胎停行清宫术，后月经量渐进性减少，14岁月经初潮，既往月经尚规律，末次月经：10月21日，量少，1天止，近一年体重增加20kg。舌质暗淡，苔薄，脉沉。

辅助检查：盆腔超声（2013年10月10日）提示子宫40mm×36mm×27mm，内膜6mm，肌瘤7mm×6mm×4mm。

中医诊断：月经过少（肾虚肝郁型）。

西医诊断：月经失调。

处方：益肾方加味。

杜 仲20g	覆盆子20g	仙 茅15g	淫羊藿20g
鹿角霜20g	巴戟天15g	益智仁20g	山茱萸15g
枸杞子20g	茯 苓15g	鸡血藤20g	丹 参20g
猪 苓15g	泽 兰15g	益母草20g	

水煎服，日1剂，早晚饭后服用。

二诊：2013年11月12日。末次月经：10月21日，量少，1天止。现自觉阴道干涩不适，乳房胀痛，便干。舌质暗，脉沉涩，仍以前方加减：

杜 仲20g	覆盆子20g	仙 茅15g	淫羊藿20g
鹿角霜20g	巴戟天15g	益智仁20g	山茱萸15g
枸杞子20g	茯 苓15g	蛇床子5g	郁 金15g
当 归15g	香 附15g	首 乌15g	

水煎服，日1剂，早晚饭后服用。

三诊：2014年2月20日。在前方基础上加减口服2月余。末次月经：1月17日，3天止，量增。舌暗红，脉沉。处方如下：

| 杜 仲20g | 覆盆子20g | 仙 茅15g | 淫羊藿20g |

83

鹿角霜 20g	巴戟天 15g	益智仁 20g	山茱萸 15g
枸杞子 20g	茯 苓 15g	当 归 15g	赤 芍 15g
川 芎 15g	香 附 15g	鸡血藤 20g	益母草 20g

水煎服，日 1 剂，早晚饭后服用。

复诊：2014 年 4 月 25 日。现孕 4 周余，寐差，偶有腹痛，嘱其继续服药保胎治疗。

按：月经过少以经量的明显减少而周期正常为辨证要点，也可伴有经期缩短。本案患者月经量少，腰痛，舌暗，脉沉均为肾虚之征，虚则补之，故以益肾方和调经方加减治疗。调经方由四物汤化裁而来，当归、川芎补血和血；丹参、香附活血通络，调畅气血；杜仲、山茱萸、巴戟天补肝肾，益精血，调冲任。益肾方中仙茅、淫羊藿、山茱萸、巴戟天、鹿角霜、覆盆子、益智仁温肾阳，肾阳之虚得补，就能温煦其他脏腑，从而消除或改善全身的阳虚诸证；枸杞子补肝肾，益精血；茯苓健脾利水渗湿，诸药相合，调补冲任，益肾调经而摄精成孕。

[案例三]

张某，女，29 岁，于 2014 年 3 月 2 日初诊。

主诉：月经过少 4 月余。计划妊娠 1 年未孕，近四个月月经量减少，末次月经：2 月 20 日，三天止，量少。偶有足跟疼痛。自述输卵管一侧通畅，一侧通而不畅。舌质暗淡，脉沉。

中医诊断：月经过少（肾虚型）。

西医诊断：①月经失调；②不孕症。

处方：益肾方加味

杜 仲 20g	覆盆子 20g	仙 茅 15g	淫羊藿 20g
鹿角霜 20g	巴戟天 15g	益智仁 20g	山茱萸 15g
枸杞子 20g	茯 苓 15g	川楝子 15g	荔枝核 15g
皂角刺 15g	通 草 5g		

水煎服，日 1 剂，早晚饭后服用。

二诊：2014年3月25日。末次月经为3月21日至今，药后月经量增。舌紫，脉沉。以益肾方加减：

杜　仲 20g	覆盆子 20g	仙　茅 15g	淫羊藿 20g
鹿角霜 20g	巴戟天 15g	益智仁 20g	山茱萸 15g
枸杞子 20g	茯　苓 15g	郁　金 15g	丹　参 20g
生　地 15g	泽　兰 15g	甘　草 10g	

水煎服，日1剂，早晚饭后服用。

三诊：2014年4月29日。末次月经：4月18日，四天止，药后月经量增。舌暗，脉沉。

杜　仲 20g	覆盆子 20g	仙　茅 15g	淫羊藿 20g
鹿角霜 20g	巴戟天 15g	益智仁 20g	山茱萸 15g
枸杞子 20g	茯　苓 15g	鸡血藤 20g	郁　金 15g
香　附 15g	通　草 5g		

水煎服，日1剂，早晚饭后服用。

四诊：2014年5月25日。现孕5周余，嘱其继续服药保胎治疗。

按： 月经过少常以虚证为主，其中更以肾虚为常见。本案患者月经周期正常，经量明显少于既往，可以诊断为月经过少。肾精亏损，肾气不足，冲任亏虚，血海不能按时满溢，遂致月经量少，同时肾气虚弱，不能摄精成孕导致不孕。当以补肾调经为治疗大法，以益肾方和调经方加减治之。本案患者除月经量少外，还伴有一侧输卵管通而不畅，《本草纲目》曰："皂角刺辛散温通，锐利开结，活血逐瘀"。故在治疗过程中加皂角刺、通草以增化瘀开结，调经助孕之功。

（五）痛经

凡在经期或经行前后，出现周期性小腹疼痛，或痛引腰骶，甚至剧痛晕厥者，称为"痛经"，亦称"经行腹痛"。西医学把痛经分为原发性痛经和继发性痛经，前者又称功能性痛经，系指生殖器官无明显器质性病变者，后者多继发于生殖器官某些器质性病变，如盆腔子宫内膜异位症、子宫腺肌病、慢性盆腔炎等。痛经的辨证主要辨其虚实，即"不通则痛"和"不荣则痛"。治疗以通调气血为主，或补肾填精以养血，或补气养血，或行气活血，或温经散寒，或清热除湿，临床中应根据不同情况细加辨之。王秀霞老师认为，痛经应根据其辨证的虚实予以不同的治则。实则多责之肝，虚则多责之肾，病位在冲任，而变化在气血。故分别采用疏肝或补肾而调其气血。

[案例一]

张某，女，45岁，于2011年11月30日初诊。

主诉：小腹疼痛3年余，周期性加重。

现病史：该患者平素易怒，烦躁。2003年患子宫内膜异位症。平时腹部隐痛，月经周期时加重，甚则痛引腰骶，放射至肛门，呈坠胀感，影响正常生活，现服孕三烯酮3年，服孕三烯酮后疼痛减轻，但出现头昏，乏力，胃部不适，体重增加，心悸。体格检查：体重62.5kg，身高160cm。腹型肥胖，满月脸。双侧卵巢无异常。现患者停用孕三烯酮1周，腹部隐痛，伴少寐，轰汗，乏力头晕，腰酸，便秘，舌紫暗体胖大，脉沉。

中医诊断：痛经（气滞血瘀型）。

西医诊断：子宫内膜异位症。

治法：中药以解郁安神，行气止痛为治则。自拟方药：

苍 术 20g	郁 金 10g	天 麻 15g	天 冬 10g
龙 骨 20g	牡 蛎 20g	丹 参 20g	杜 仲 20g
鸡血藤 20g	石 斛 15g	延胡索 15g	生甘草 10g

水煎服，日1剂，早晚饭后服用。

二诊：2011年12月18日。经上述方案治疗，患者睡眠改善，乏力感减轻，疼痛减轻。王秀霞老师予以行气止痛的治疗方法。采用自拟方药痛舒方加味：

苍 术 15g	延胡索 15g	乌 药 15g	枳 壳 10g
防 己 15g	砂 仁 15g	茯 神 15g	肉 桂 5g
白 芍 15g	制半夏 10g	川牛膝 15g	通 草 5g

水煎服，日1剂，早晚饭后服用。

三诊：2月26日。自诉1月27日本应加重的腹部疼痛明显缓解。整体状态好转。原方基础上去川牛膝、通草，加郁金15g、桃仁10g、鸡血藤20g、丹参20g。

水煎服，日1剂，早晚饭后服用。

四诊：3月28日复诊，自述平时腹部隐痛消失，周期性加重疼痛明显缓解，无用药不适，继服上方。

按：王秀霞老师认为，子宫内膜异位症（继发性痛经）发病有3方面的原因：一是宫腔手术，损伤冲任及胞宫，瘀血留滞胞络、胞宫；二是经期受寒，寒邪侵入胞中，寒凝经脉，致瘀血内阻；三是情志不遂，肝气郁滞，气滞而血瘀，致瘀血内阻。本病例患者冲任瘀阻，《校注妇人良方》曰："妇人病有三十六种，皆由冲任劳损而致"。冲任脉中气血运行不畅，"不通则痛"。以活血化瘀，行气止痛为主治疗。故采用痛舒方加味，以行气活血止痛为主要治法，方中延胡索、乌药、枳壳行气止痛，气行则血行，为止痛要药；防己主风气，宣通，止痛；肉桂（少量）散寒止痛，宣导百药；砂仁、茯神、苍术健脾燥湿行气；白芍养血柔肝止痛；制半夏燥湿消痞散结，辛而能守。该患者血瘀重故酌加鸡血藤、丹参、川牛膝等活血祛瘀之药。如血虚重用白芍、熟地黄、当归等；月经过多者酌加龙骨、墨旱莲等；不孕患者酌加补肾之药。痛舒方全方主用行气化瘀通络之药，辅以辛散、燥湿，诸药相配，相得益彰。王秀霞老师通过数十年临床实践观察，应用痛舒方加减对于子宫内膜异位症的治疗有显著疗效。

[案例二]

王某，女，25岁，于2012年10月23日初诊。

主诉：经行腹痛数年。

现病史：12岁初潮，既往月经规律，经行腹痛10余年，经期小腹剧痛，痛甚恶心呕吐，经血色黯有块，畏寒肢冷，面色青白。末次月经：10月10日，月经量如常，血行4天，痛经明显。舌黯，苔白，脉沉紧。

中医诊断：痛经（肾虚寒凝型）。

西医诊断：原发性痛经。

治法：温经散寒，祛瘀止痛。

处方：温经汤加味：

当　归 15g	白　芍 15g	党　参 20g	肉　桂 5g
吴茱萸 15g	半　夏 15g	麦　冬 15g	延胡索 15g
杜　仲 20g	乌　药 15g	枳　壳 15g	甘　草 10g

水煎服，日 1 剂，早晚饭后服用。

二诊：11 月 20 日，末次月经：11 月 9 日，痛经诸症愈，月经量如常，血行 4 天；舌黯，脉沉。原方基础上去杜仲、枳壳，加锁阳 20g、川芎 15g。

水煎服，日 1 剂，早晚饭后服用。

（六）崩漏

经血非时而下，阴道突然大量出血，或淋漓下血不断者，称为"崩漏"，前者称为"崩中"，后者称为"漏下"。崩漏的主要是辨其寒、热、虚、实，治疗上采用"急则治其标，缓则治其本"的原则，灵活运用塞流、澄源、复旧三法。王秀霞老师在治疗此病方面，有独特的见解，总结出肾虚与崩漏有着密切的关系。治疗时王秀霞老师善用"调经四步法"：月经期（周期 2~7 天），采用温经活血化瘀之品；经后期（周期 8~13 天，月经后期者可适当延长天数），宜于调补，投以增精益肾之药；经间期（周期 14~16 天），选用益肾疏肝、活血通络之药；经前期（周期 18~23 天），着重温肾健脾以助胞宫藏泻的功能，此时用温补肾阳、兼补肾阴之药。本病相当于西医学无排卵性功能失调性子宫出血病，生殖器炎症和某些生殖器良性肿瘤引起的不规则阴道出血亦可参照本病辨证治疗。

[案例一]

杨某，女，34 岁，于 2013 年 1 月 8 日初诊。

主诉：阴道不规则流血 8 日余。

现病史：患者既往阴道不规则出血史，8 天前不规则出血至今，现仍淋漓不尽，色淡质稀，腰背酸痛，畏寒肢冷，舌暗淡，脉沉。

中医诊断：崩漏（肾阳虚型）。

西医诊断：功能失调性子宫出血。

治法：温肾助阳止血。

处方：苍　术 20g　　仙　茅 15g　　酒萸肉 15g　　烫狗脊 20g

　　　　覆盆子 20g　　巴戟天 15g　　杜　仲 20g　　淫羊藿 15g

　　　　益智仁 20g　　鹿角霜 20g　　茯　苓 15g　　穿山龙 15g

　　　　薏苡仁 15g　　甘　草 10g

共 7 付，水煎服，日 1 剂，早晚饭后服用。随诊。

二诊：1 月 13 日来诊，血尚未止，量少，淋漓不尽，舌暗淡，脉沉。继拟益肾固涩止血。原方基础上去穿山龙、薏苡仁，加龙骨 10g、牡蛎 10g、夏枯草 10g、桔梗 15g、炒槐花 15g。

水煎服，日 1 剂，早晚饭后服用。

三诊：1 月 20 日来诊，血止二日，现腹胀便秘，滞而不爽，痤疮明显，舌暗淡，脉沉。

故拟方：桔　梗 15g　　土茯苓 15g　　荆　芥 15g　　北沙参 15g

　　　　　杜　仲 20g　　薏苡仁 15g　　巴戟天 15g　　续　断 20g

　　　　　覆盆子 20g　　郁　金 10g　　山　药 10g　　甘　草 10g

水煎服，日 1 剂，早晚饭后服用。

四诊：3 月 3 日来诊，末次月经 2 月 21 日，血止五天，痤疮明显，舌暗脉沉。

拟方：

　　　　仙　茅 15g　　酒萸肉 15g　　烫狗脊 20g　　覆盆子 20g

　　　　巴戟天 15g　　盐杜仲 20g　　淫羊藿 15g　　盐益智仁 20g

　　　　鹿角霜 20g　　茯　苓 20g　　天　冬 15g　　地　黄 15g

　　　　黄　芩 10g　　甘　草 10g

水煎服，日 1 剂，早晚饭后服用。

五诊：3 月 17 日来诊，尚未来潮。前方基础上去天冬、地黄、黄芩，加醋香附 20g、泽兰 10g、郁金 10g。

水煎服，日 1 剂，早晚饭后服用。

随访：4 月初来潮后经血自止，后仍以上方加减口服三月，现月经规律。

按：本案的辨证分型为肾阳虚型。肾阳虚衰，冲任失于固摄，经血失于封藏，故经乱无期，淋漓不断；肾阳不足，经血失于温煦，故色淡质稀；肾阳虚衰，外府失荣，故腰背酸痛，畏寒肢冷，面色晦暗。综合舌象、脉象，该患属肾阳虚衰之体，肾阳虚衰，冲任不固，血失封藏，以致崩漏。治疗以温肾助阳，固冲止血为大法，冲任得固，则月经遂得正常。王秀霞老师认为崩漏与肾虚有着密切的关系，故多采用杜仲、酒萸肉、狗脊、覆盆子、淫羊藿等滋补肝肾；仙茅、巴戟天等补肾助阳之品；二诊仍以温肾助阳为治疗大法，加龙骨、牡蛎等重镇之品收敛固涩，既能收涩止血又能通瘀使之统摄有权。三诊时便秘腹胀，故酌加山药、北沙参、薏苡仁等健脾和胃。四诊时据其脉象舌苔，治以温补肾阳，清热凉血。五诊时据其脉象舌苔，治以疏肝理气，活血化瘀。

[案例二]

于某，女，13岁，于2015年2月10日初诊。

主诉：月经量多两年余。

现病史：11岁月经来潮，自初潮起一直月经量多，甚则量多如注。既往曾口服止血药后月经方止。末次月经：2015年2月3日，月经量多，至今未净，经色鲜红，伴头晕目眩，神疲乏力，腰部酸痛，咽干口渴。舌质鲜红，苔薄黄，脉沉。

中医诊断：崩漏（肾阴不足型）。

西医诊断：功能失调性子宫出血。

治则：滋阴益肾，养血止血。

方药：

苍　术 20g	续　断 20g	龙　骨 15g	牡　蛎 15g
海螵蛸 15g	地榆炭 15g	墨旱莲 20g	山茱萸 15g
白　芍 20g	阿　胶 15g	蒲黄炭 15g	生地黄 15g
夏枯草 15g	金银花 15g	麦　冬 15g	甘　草 10g

水煎服，日1剂，早晚饭后服用。

二诊（2015年3月1日）：患者自述服药3日后血止，头晕症状减轻。此时正值经前，乳房胀痛明显。方药：前方去龙骨、牡蛎、地榆炭、金银花、麦冬、白芍，加覆盆子 20g、杜仲 15g、柴胡 15g。

水煎服，日 1 剂，早晚饭后服用。

三诊（2015 年 4 月 20 日）：患者自述服药 3 日后月经如期而至，经量较前明显减少，色鲜红，7 日血止。轻微腰酸，无其他明显不适。方药：前方加狗脊20g。水煎服，日 1 剂，早晚饭后服用。

按：首诊时患者经量如崩，且考虑其兼证，应及时滋阴益肾，养血止血。方中选用龙骨、牡蛎、海螵蛸、墨旱莲、地榆炭、蒲黄炭等大量收敛止血之品，意在急则治其标，以止血为主，加金银花、生地黄、麦冬清热养阴，与此同时方中酌加阿胶，止血的同时不忘补血。二诊时患者正值经前，故方中减去龙骨、牡蛎等收敛之品，乳胀明显，故加大益肾疏肝之药，如覆盆子、杜仲、柴胡，意在缓则治其本。三诊时，患者经量如崩症状消失，身体基本恢复如常，故给予前方巩固疗效，更加狗脊欲达到补肾之效。

[案例三]

赵某，女，48 岁，于 2015 年 3 月 20 日初诊。

主诉：阴道不规则出血 13 日余，伴头晕乏力。

现病史：近半年月经不规律，经期延长，十余日方止。末次月经：2015 年3 月 7 日，经血淋漓不尽至今。现患者阴道少量流血，色淡质稀，神疲乏力，四肢不温，食少纳呆，面色淡黄，舌淡胖，苔薄白，脉弱。

中医诊断：崩漏（脾虚型）。

西医诊断：功能失调性子宫出血。

治则：健脾益气，固冲止血。

方药：黄 芪 20g   西洋参 10g   苍 术 20g   龙 骨 15g
　　　牡 蛎 15g   海螵蛸 20g   白 芍 20g   墨旱莲 20g
　　　地榆炭 20g   山茱萸 15g   杜仲炭 15g   黄 芩 15g
　　　贯 众 15g   当 归 10g   茜 草 15g

水煎服，日 1 剂，早晚饭后服用。

二诊：2015 年 3 月 28 日。患者自述服药 2 日后血止，现神疲、乏力症状减轻，饮食尚佳，乳房轻微胀痛，舌淡，苔薄白，脉弱。原方加白术 15g、柴胡 15g。

三诊（2015 年 4 月 8 日）：就诊时患者月经来潮，量中等，色鲜红，面色红润，舌淡，苔薄白，脉滑。原方继服 7 剂。

按：本病患者 48 岁，冲任已衰，开合无力，是为出现漏下之证。首诊时重用黄芪大补中气以升举清阳，配用西洋参，补气补血。方中龙骨、牡蛎、海螵蛸、白芍收敛固涩，地榆炭、墨旱莲止血，诸药共用，补血的同时止血。二诊时患者诸证减轻故仍用原方，且在原方的基础上加白术健脾，柴胡疏肝。三诊时患者基本恢复如常，坚持中医效不更方的原则，仍用原方。

（七）闭经

女子年逾 16 周岁月经尚未来潮，或月经来潮后又中断 6 个月以上者，称为"闭经"，前者称原发性闭经，后者称继发性闭经，古称"女子不月""月事不来""经水不通"等。闭经主要以辨虚实为主。在治疗上，虚证者治以滋肾补肾，或补脾益气，或补血益阴，以滋养经血之源；实证者治以行气活血，或温经通脉，或豁痰除湿。王秀霞老师治疗该病，主要采用中药调周法，根据月经周期的变化，采用相应的治法。

[案例一]

徐某，女，38 岁，于 2013 年 6 月 4 日初诊。

主诉：闭经 3 年。

现病史：15 岁月经初潮，近三年一直口服西药调节月经，末次月经：6 月 1 日（撤药性），现自觉潮热，腰膝酸软。婚 12 年未孕。舌紫，苔薄白，脉沉。辅助检查：2013 年 3 月 15 日，盆腔超声：内膜 4mm；性腺激素六项：LH：21mIU/ml；FSH：80.9mIU/ml，余值均在正常范围内。

治法：补肾助阳，活血调经。

处方：

杜 仲 20g	覆盆子 20g	仙 茅 15g	淫羊藿 20g
鹿角霜 20g	巴戟天 15g	益智仁 20g	山茱萸 15g
枸杞子 20g	茯 苓 15g	当 归 20g	郁 金 15g

香　附 15g　　　益母草 20g

水煎服，日 1 剂，早晚饭后服用。

二诊：2013 年 8 月 16 日。未潮。药后潮热症状缓解，便溏。舌紫，脉沉。仍以益肾方加减：

杜　仲 20g　　　覆盆子 20g　　　仙　茅 15g　　　淫羊藿 20g

鹿角霜 20g　　　巴戟天 15g　　　益智仁 20g　　　山茱萸 15g

枸杞子 20g　　　茯　苓 15g　　　补骨脂 15g　　　山　药 15g

桔　梗 15g　　　白　芍 15g　　　益母草 20g

水煎服，日 1 剂，早晚饭后服用。

三诊：2013 年 9 月 24 日。于 9 月 19 日自然来潮，5 天止，舌暗，脉沉。以益肾方加减：

杜　仲 20g　　　覆盆子 20g　　　仙　茅 15g　　　淫羊藿 20g

鹿角霜 20g　　　巴戟天 15g　　　益智仁 20g　　　山茱萸 15g

枸杞子 20g　　　茯　苓 15g　　　当　归 15g　　　香　附 20g

泽　兰 15g

水煎服，日 1 剂，早晚饭后服用。

四诊：2013 年 11 月 20 日。月经未潮，自觉心烦易怒，舌紫暗，脉沉。以坤宁安加味：

柴　胡 10g　　　桂　枝 15g　　　龙　骨 30g　　　牡　蛎 30g

合欢皮 20g　　　夜交藤 20g　　　茯　神 15g　　　柏子仁 10g

丹　参 20g　　　香　附 20g　　　仙　茅 15g　　　淫羊藿 15g

益智仁 20g　　　黄　芩 15g　　　丹　皮 15g

水煎服，日 1 剂，早晚饭后服用。

五诊：2013 年 12 月 3 日。末次月经：12 月 1 日，药后心烦症减。舌暗，脉沉。仍以前方加减：

柴　胡 10g　　　桂　枝 15g　　　龙　骨 30g　　　牡　蛎 30g

合欢皮 20g　　　夜交藤 20g　　　茯　神 15g　　　柏子仁 10g

丹　参 20g　　　香　附 20g　　　蛇床子 5g　　　川牛膝 20g

泽　兰 15g　　　益母草 20g

水煎服，日 1 剂，早晚饭后服用。

随诊经前方加减口服治疗半年后，无需服用激素能自然来潮，月经最长 45 日一行。

按：闭经为妇科的常见病，中医对闭经的论述颇多，中医治疗闭经主要采用辨证治疗的方法进行，本案患者属肾虚型继发性闭经。患者闭经三年就诊，由于肾精亏损，精亏血少，冲任血虚，血海不能按时满溢，遂致月经停闭。当以补肾调经为治疗大法。益肾方中仙茅、淫羊藿、山茱萸、巴戟天、鹿角霜、覆盆子、益智仁、杜仲温肾阳，肾阳之虚得补，就能温煦其他脏腑，从而消除或改善全身的阳虚诸证；枸杞子补肝肾、益精血；茯苓健脾利水渗湿，诸药相合，调补冲任。治疗后患者无需激素月经可自然来潮，但出现潮热，心烦易怒等围绝经期综合征的症状，故用坤宁安方加减治之。方中以桂枝、白芍调阴阳，和营卫，配质重的龙骨、牡蛎平肝潜阳，安神定志，柴胡疏肝解郁兼散郁火；茯神、柏子仁交通心肾以安神；夜交藤与合欢皮相须为用，养血安神。同时根据肾虚日久，瘀浊内生的特点，用丹参、香附相须为用，活血通络、调畅气血。诸药寒热并用，阴阳兼调，散中有收，刚柔相济，滋水涵木，水火既济，营卫调和，阴阳平衡，则"阴平阳秘，精神乃治"。在坤宁安方的基础上，酌加补肾药，总体上调节患者体质，调补冲任，使经调血顺，改善不适症状。

[案例二]

李某，女，30 岁，已婚，于 2014 年 12 月 8 日初诊。

主诉：闭经近 1 年。

现病史：患者 14 岁月经初潮，既往月经不规律，月经先后不定期，15~90 日一行，近 1 年月经尚未来潮，现患者心烦易怒少寐，腰膝酸痛，手足心热，甚则潮热盗汗，舌红，苔少，脉细数。在我院复查性腺激素六项：E_2: 118pg/ml, FSH: 44.4mIU/ml, P: 0.4ng/ml, LH: 32.34mIU/ml, PRL: 15.99ng/ml, T: 0.58 ng/dl。盆腔超声：子宫前位，大小 4.1cm×4.6cm×3.5cm，内膜厚

0.3cm，肌层回声均匀，双附件（－）。

中医诊断：闭经（肾阴虚型）。

西医诊断：卵巢早衰。

治法：滋肾益阴，养血调经。

处方：柴　胡10g　　桂　枝10g　　龙　骨15g　　牡　蛎15g

　　　首乌藤20g　　合欢皮10g　　柏子仁10g　　丹　参10g

　　　香　附10g　　茯　神15g　　仙灵脾15g　　鸡血藤15g

　　　巴戟天20g　　赤　芍15g　　泽　兰10g　　酸枣仁15g

水煎服，日1剂，早晚饭后服用。

二诊：2015年1月10日。患者自诉潮热盗汗症状略有改善，睡眠好转，舌红，苔少，脉细数。

方用：生　地20g　　仙灵脾20g　　天　冬15g　　益智仁15g

　　　穿山龙30g　　女贞子20g　　覆盆子15g　　赤　芍15g

　　　香　附20g　　丹　参20g　　怀牛膝30g　　泽　兰20g

水煎服，日1剂，早晚饭后服用。

三诊：2015年1月24日。患者自诉潮热盗汗症状明显改善，睡眠好转，但饮食欠佳。复查性腺激素六项：促卵泡生成素（FSH）：40.0mIU/ml，促黄体生成素（LH）：28.34mIU/ml，孕酮（P）：0.8ng/ml。

方用：柴　胡10g　　桂　枝10g　　龙　骨15g　　牡　蛎15g

　　　首乌藤20g　　合欢皮10g　　柏子仁10g　　丹　参10g

　　　香　附10g　　茯　神15g　　夏枯草20g　　石　斛15g

　　　麦　冬15g　　生　地20g　　覆盆子15g　　穿山龙30g

水煎服，日1剂，早晚饭后服用。

四诊：2015年2月8日。患者自诉近3日出现血性分泌物，量少，偶有乳房胀痛。方用：

　　　当　归20g　　川　芎10g　　赤　芍15g　　苍　术20g

　　　苦　参15g　　仙灵脾20g　　蛇床子5g　　川牛膝20g

覆盆子 15g   菟丝子 30g   鸡血藤 15g   泽 兰 15g

水煎服，日 1 剂，早晚饭后服用。

随访：服药 3 个疗程后，月经复潮，无潮热盗汗症状，饮食睡眠尚可。

按：王秀霞老师认为月经的产生以脏腑功能正常，气血调和为基础，主要以肾气充盛，天癸至，任脉充盛，胞宫成熟为轴心，而肾在此轴中多渠道、多层次、多位点对月经的发挥起着主导作用。本病系因患者素禀肾虚，精亏血少，冲任气血虚少，血海不能满溢，遂致月经停闭。患者腰膝酸痛，手足心热，甚则潮热盗汗，舌红，苔少，脉细数，则为肾阴虚之征，故在治疗上当以滋肾益阴，养血调经为主，遂在一诊上加龙骨、牡蛎、仙灵脾、巴戟天以滋肾益阴；鸡血藤、赤芍、泽兰、丹参以养血调经；合欢皮、柏子仁、酸枣仁养心安神；而二诊、三诊、四诊在一诊的基础上加以天冬、益智仁、穿山龙、女贞子以助滋肾阴之功，只有肾之阴阳平衡，冲任调和，经血才能按时而满盈。

（八）经行头痛

每值经期或经行前后，出现以头痛为主的病症，称为"经行头痛"。

本病主要是由于气血、阴精不足，经行之后，气血阴精更亏，清窍失养所致；或由痰瘀之邪，每值经期随冲气上逆，邪气上扰清窍遂致头痛。常可分为气血虚弱型、阴虚阳亢型、瘀血阻滞型和痰湿中阻型。治疗以调理气血为大法，实证者行气活血以止痛，虚证者补气养血以止痛。本病预后一般良好。王秀霞老师认为经行头痛，有虚实之殊。临床应根据疼痛时间、疼痛性质辨其虚实。

本病属西医学经前期综合征范畴。慢性盆腔炎患者发生经行头痛，可按本病论治。

［案例］

张某，女，32 岁，于 2013 年 5 月 22 日初诊。

主诉：每于经前一周及经期头痛 3 年余。

现病史：近 3 年每值经前一周及经期头痛。患者形体偏胖，面色白，伴头晕目眩，胸闷泛恶，咽中有异物感，月经量少色淡，平素带下量多质黏稠，便溏，舌淡胖，苔白腻，脉滑。

中医诊断：经行头痛（痰湿中阻型）。

西医诊断：经前期综合征。

治则：燥湿化痰，行气止痛。

处方：苍　术20g　　川　芎10g　　赤　芍15g　　茯　神15g

　　　半　夏10g　　川牛膝15g　　青　皮15g　　香　附20g

　　　郁　金10g　　枳　壳15g　　延胡索15g　　天　麻10g

　　　小通草10g

水煎服，日1剂，早晚饭后服用。

禁忌：生冷油腻辛辣之品。

二诊：2013年6月1日。头晕目眩，胸闷泛恶，便溏症状减轻，仍需继续治疗。

处方：苍　术20g　　半　夏10g　　赤　芍15g　　荆　芥10g

　　　丹　参15g　　郁　金10g　　茯　苓20g　　天　冬15g

　　　天　麻15g　　泽　兰15g　　川牛膝15g　　当　归15g

　　　蔓荆子15g

水煎服，日1剂，早晚饭后服用。

三诊：2013年6月16日来诊，末次月经6月9日，经行头痛大减。

处方：半　夏10g　　当　归15g　　川　芎10g　　丹　参15g

　　　川牛膝15g　　香　附20g　　延胡索15g　　蔓荆子15g

　　　郁　金10g　　仙　茅15g　　续　断20g　　杜　仲20g

　　　甘　草10g

水煎服，日1剂，早晚饭后服用。

按：《张氏医通》书云："每遇经行辄头痛，气满，心下怔忡，饮食减少，肌肤不泽，此痰湿为患也……"。该患经行头痛的发生与痰湿内停，滞于冲任，经行冲脉气盛，冲气挟痰湿上逆，阻滞脑络有关。该患素体肥胖，痰湿内盛，经行冲脉气盛，气挟痰湿上逆，阻滞脑络，故经前及经期头痛；痰湿中阻，清阳不升，故头晕目眩；痰湿困脾，则胸闷泛恶。痰湿滞于冲任，故经血量少色淡；痰湿下注，伤及带脉，则带下量多质黏稠。舌淡胖，苔白腻，脉滑为痰湿之征。综合舌象、脉、症，属痰湿中阻之体。治疗方法以燥湿化痰，行气止痛为主。一诊方中苍术、半夏燥湿化痰；郁金、赤芍祛瘀；川芎、牛膝活血行气；天麻息风化痰。二诊以理气活血止痛为治疗大法，当归、赤芍养血活血；丹参活血祛瘀；蔓荆子载药上行而止头痛。三诊佐以杜仲、仙茅、续断等滋补肝肾。治疗中始终贯穿燥湿化痰，理气和血之法，使得气顺血和，清窍得养，头痛自止。

（九）经行鼻衄

经行鼻衄是指妇女每遇经前、经后或月经来潮期间，出现有规律的鼻腔出血。本病又称"逆经""倒经"等。本病多由血热与气逆所致。血热则迫血妄行；气逆则挟血自鼻而出。但也有少数病人系因气滞血瘀，或脾不统血而致。主要分为肝经郁火型、肺肾阴虚型、气滞血瘀型、脾不统血型。

西医学的代偿性月经等可参照本病辨证治疗。

[案例]

林某，女，17岁，于2013年8月6日初诊。

主诉：经行鼻衄1年余。

现病史：患者14岁月经初潮，既往月经欠规律，月经量较少，色深红，末次月经：8月3日，经期鼻衄。烦躁易怒，两胁胀痛，口苦咽干，小便短赤，大便秘结。舌红，苔黄，脉弦数。

中医诊断：经行鼻衄（肝经郁火型）。

西医诊断：代偿性月经。

治则：疏肝泻火，降逆止血。

处方：生 地15g　　白 芍20g　　川牛膝20g　　玄 参15g
　　　　牡丹皮20g　　川楝子15g　　白茅根15g　　黄 芩15g
　　　　郁 金20g　　茜 草15g

水煎服，日1剂，早晚饭后服用。

二诊：2013年9月8日。末次月经：9月2日，药后鼻衄症状减轻，出血减少，便秘好转。舌红，脉弦。

处方：当　归15g　　生　地15g　　黄　芩15g　　栀　子15g

　　　　川楝子15g　　芦　根15g　　杜　仲15g　　麦　冬15g

　　　　覆盆子20g　　茜　草15g

水煎服，日1剂，早晚饭后服用。

三诊：2013年10月4日。末次月经：9月末，三日止。现药后鼻衄已无。舌红，脉弦。

处方：生　地15g　　麦　冬15g　　当　归15g　　黄　芩15g

　　　　川楝子15g　　白茅根15g　　覆盆子20g　　川牛膝20g

　　　　郁　金15g　　甘　草10g

水煎服，日1剂，早晚饭后服用。随诊。

按：《沈氏女科辑要笺正·月事异常》："倒经一证，亦曰逆经，乃有升无降，倒行逆施，多由阴虚于下，阳反上冲，非重剂抑降，无以复其下行为顺之常。甚者且须攻破，方能顺降。盖气火之上扬，为病最急。"该患乃因肝经郁火，伏于冲任，再加经前或经期冲气偏盛，冲气挟肝火循经上逆，损伤阳络，故经行鼻衄，色深红；经血上行从鼻出，可致下注冲任血少，导致月经量少；肝气郁结，故烦躁易怒，两胁胀痛；肝与胆相表里，肝火盛则胆热液泄，故口苦咽干；火热伤津，则小便短赤，大便秘结。舌红，苔黄，脉弦数，也为肝经郁火之征。故治以疏肝泻火，降逆止血。方中用生地、丹皮、玄参凉血清热；白芍养血柔肝；黄芩清热降火；白茅根、茜草清热凉血以止衄；牛膝引血热下行；川楝子清肝理气；郁金祛瘀。二诊时经期已过，再加杜仲、覆盆子补肾益精；芦根清热；麦冬养阴。三诊在原方基础上调整剂量即可。共奏清热降逆平冲，引血下行之效。

（十）经断前后诸证

妇女在绝经前后出现烘热面赤，进而汗出，精神倦怠，烦躁易怒，头晕目眩，耳鸣心悸，失眠健忘，腰背酸痛，手足心热，或伴有月经紊乱等与绝经有关的症状，称"经断前后诸证"，又称"绝经前后诸证"。这些证候常参差出现，发作次数和时间无规律性，病程长短不一，短者数月，长者可迁延数年以至十数年不等。本病之本在肾，常累及心、肝、脾等多脏多经，致使本病证候复杂。常见的分型有肾阴虚和肾阳虚。辨证以肾阴阳之虚为主，治疗以调治肾阴阳为大法，若涉及他脏者，则兼而治之。

本病相当于西医学更年期综合征。

[案例一]

张某，女，52岁，于2012年3月17日初诊。

主诉：心烦、难寐7年。

现病史：该患者时常烘热汗出，口苦咽干，自觉头皮麻木，腰腿发凉，月事时有时无，有血块。曾多处求治均无明显效果。诊见其形体消瘦，肌肤干枯，情绪易激动，舌红少津，脉弦细数。

中医诊断：经断前后诸证（肾虚血瘀，心肝火旺）。

西医诊断：围绝经期综合征。

治法：补益肝肾，清火宁心，兼以活血化瘀。

处方：

山茱萸15g	山 药15g	枸杞子15g	熟地黄15g
生地黄50g	淡竹叶15g	麦 冬15g	黄 连15g
夏枯草15g	龙 骨20g	牡 蛎20g	牡丹皮15g
桃 仁10g	炙甘草6g	浮小麦15g	大 枣5枚

水煎服，日1剂，早晚饭后服用。

二诊：2012年4月1日。服上药10余剂后，患者口苦咽干、心烦不寐症状消失，余症也有改善，舌脉依旧。故上方去黄连、夏枯草，加地龙20g，益母草30g，木瓜20g，怀牛膝20g。14剂，服法同前。

三诊：2012年4月16日。服上方14剂后，头皮麻木、腰腿发凉消失，烘热汗出、肌肤甲错大为减轻。前方去木瓜、地龙，继服数剂，以善其后。

按：王秀霞老师认为本病的发病前提是阴阳失调，肾虚血瘀、心肝火旺是其病机特征，阴亏于下为其本、火亢于上是其标。故用药以滋补肝肾的山茱萸、山药、枸杞子、熟地黄为主药贯穿始终，在此基础上，临床加减化裁，知常达变。以黄连、淡竹叶、麦冬、夏枯草清心肝之火，取甘麦大枣汤之意养血除烦，以桃仁、牡丹皮、怀牛膝、木瓜、地龙等药活血通络。王秀霞老师尤善重用生地黄，取其聚神降火、缓急之功。在内服药的同时，常嘱病人要注意自身的心理调节，使心理治疗和药物治疗相得益彰，因此疗效显著。

[案例二]

王某，女，48岁，于2012年9月28日初诊。

主诉：停经3月余。

现病史：患者13岁初潮，既往月经规律，近1年月经周期紊乱，量或多或少，头晕耳鸣，腰膝酸软，烘热汗出，五心烦热，失眠多梦，口燥咽干。末次月经：6月7日，月经量少，血行3天；带节育器8年余；舌紫脉沉。于2012年9月28日本院B超：子宫三径大小为：70mm×71mm×62mm，内膜：10.0mm；子宫肌瘤（多发性）：46mm×48mm；14mm×19mm；14mm×14mm；16mm×15mm；节育器：居中；左附件：31mm×23mm的囊性区域。

中医诊断：经断前后诸证（肾虚型）。

西医诊断：围绝经期综合征。

治法：补肾益气，填精养血。

处方：柴　胡10g　桂　枝15g　龙　骨30g　牡　蛎30g

合欢皮20g　柏子仁10g　夜交藤20g　茯　神15g

丹　参20g　香　附20g　百　合20g　天　冬15g

天　麻15g　杜　仲20g　白　芍15g　甘　草10g

水煎服，日1剂，早晚饭后服用。

建议：3个月复查一次B超，观察子宫肌瘤生长情况；停经半年以上建议抗炎摘环。

二诊：2012年10月12日。药后围绝经症状好转，舌黯脉沉。继服上方。

三诊：2012年10月26日服用上方后，围绝经症状基本消失。

按：方用坤宁安加味。方中以桂枝、白芍调阴阳，和营卫，配质重的龙骨、牡蛎平肝潜阳，安神定志；柴胡疏肝解郁兼散郁火；茯神、柏子仁交通心肾以安神；夜交藤与合欢皮相须为用，养血安神；丹参、香附相须为用，活血通络，调畅气血。诸药寒热并用，阴阳兼调，使得"阴平阳秘，精神乃治"。

（十一）经行口糜

经行口糜是指每值经前或经行之际，出现口腔、舌黏膜溃破糜烂，月经净后自愈，月月反复，称"经行口糜"。好发于行经期妇女。一年四季均可发生。

本病应从脏腑、虚实辨证。本病相当于西医学口腔溃疡。本病若及时治疗，一般预后良好。但也有部分患者治愈后容易反复发作。

[案例]

王某，女，31岁，于2014年12月24日初诊。

主诉：自初潮起每值经前口舌糜烂。

现病史：患者每值经前口舌糜烂，疼痛难忍，五心烦热，月经先期，量少，色鲜红，尿少色黄，舌红，苔少，脉细数。

中医诊断：经行口糜（阴虚火旺型）。

西医诊断：口腔溃疡。

治则：滋阴清热，凉血泻火。

处方：生　地20g　　天　冬15g　　白　薇15g　　穿山龙20g
　　　　黄　芩10g　　土茯苓15g　　女贞子20g　　益智仁15g
　　　　覆盆子20g　　丹　参15g　　芡　实20g　　生甘草10g

水煎服，日1剂，早晚饭后服用。

二诊：2015年1月7日。本次月经前口舌糜烂，疼痛大减，近日因外感而偶有咳嗽。

处方：生　地20g　　天　冬15g　　女贞子20g　　薏苡仁20g
　　　　北沙参15g　　紫　菀15g　　杜　仲15g　　穿山龙20g
　　　　覆盆子20g　　吴茱萸15g　　川牛膝15g　　泽　兰10g
　　　　通　草10g

水煎服，日1剂，早晚饭后服用。

三诊：2015年8月20日。自述自二诊服药后，口糜连续半年无再发。

按：王秀霞老师认为该患者患病日久，为素体阴虚火旺，经前冲脉气盛，冲气夹虚火上炎，灼伤口舌。阴虚内热，则见五心烦热；虚火伏于冲任，阴亏血少，血热被灼，故月经量少，色鲜红；虚热熏蒸则尿少色黄。舌红，苔少，脉细数均为阴虚火旺之征。本病为虚实相杂，反复发作，若用苦寒之剂，苦寒直折，恐难获良效。王秀霞老师在治疗上，补泻兼施，标本兼顾。既用益智仁、覆盆子、女贞子、天冬、杜仲滋阴补肾以培本；又用生地、白薇、黄芩清热泻火；土茯苓、芡实、穿山龙对症除湿以治标；并加川牛膝以引血下行，引火归元。因其与月经周期相关，还需有泽兰、丹参养血和血之品以使血气平和，方能获得显著效果。

二、带 下 病

带下的量明显增多，色、质、气味发生异常，或伴全身、局部症状者，称为"带下病"。

[案例一]

赵某，女，22岁，已婚，于2013年6月11日初诊。

主诉：带下量多数周，加重2日。

现病史：患者带下量多数周，色黄，曾于外院治疗，时有缓解未痊愈。昨日带下量增多，症状加重，遂于本院就诊，带下量仍多，色黄臭秽，时有阴痒，手足畏寒，倦怠乏力，腰腹不适，月经尚律，形体肥胖，二便正常，舌淡胖，有齿痕，脉沉滑。

中医诊断：带下病（脾阳虚型）。

西医诊断：阴道炎。

治法：健脾燥湿，升阳除湿。

处方：

苍 术 20g	北沙参 15g	土茯苓 20g	夏枯草 20g
荆 芥 15g	白 芍 20g	山 药 20g	桔 梗 15g
莲 子 10g	杜 仲 15g	车前子 15g	

水煎服，日1剂，早晚饭后服用。

二诊：2013年6月18日。该患自诉服前方后，带下量明显减少，手足畏寒、倦怠乏力诸症减轻，舌淡，有齿痕，脉沉滑。方为前方加益智仁10g。

水煎服，日1剂，早晚饭后服用。

三诊：2013年6月25日。服前方后，带下量恢复正常，手足轻微畏寒，倦怠乏力、腰腹不适症状消失，舌淡，有齿痕，脉沉。

方用：

苍 术20g	山 药20g	党 参15g	陈 皮15g
柴 胡10g	薏苡仁20g	土茯苓20g	夏枯草15g
荆 芥15g	黄 芩5g	杜 仲15g	车前子15g
甘 草15g			

水煎服，日1剂，早晚饭后服用。

四诊：2013年7月10日。再服汤药2周后，带下症状恢复正常，再无其他不适。

按：《女科证治约旨》言："因思虑伤脾，脾土不旺，湿热停蓄，郁而化火，其气臭秽，致成黄带。"虽为黄带，妄不可以清热利湿之品为主，本案患者带下量多，究其本源乃是脾失健运，湿浊瘀滞，湿浊停滞，郁于肌肤，不得宣泄，故形体肥胖；湿性趋下，冲任不固，带脉失约，故带下量多；湿浊浸淫，肌肤失养，则阴户时发瘙痒；湿浊停滞于下焦，郁久化热，故色黄味臭秽；脾阳虚，中气不足，不得温煦四肢，故手足畏寒；中阳虚，清阳不升，故倦怠乏力，腰腹不适。该患者首诊时带下量增多，色黄臭秽，时有阴痒，且有手足畏寒，倦怠乏力，腰腹不适，综合脉症，宜采用健脾燥湿为主，辅以升阳除湿之法；二诊带下量明显减少，手足畏寒、倦怠乏力诸症减轻，药症相符，守前方加益智仁10g；三诊带下量减少，手足轻微畏寒，余不适消失，故以健脾燥湿为主，佐以疏肝理气之品。

[案例二]

安某，女，29岁，已婚，于2014年3月7日初诊。

主诉：带下量多1年，加重1周。

现病史：患者一年前因工作过度劳累，致腰酸乏力，精神欠佳，带下量多，色白质清稀，于外院中药治疗症状暂时缓解（具体药物不详）。近一周因护理不当复发，带下量多，绵绵不绝，色淡黄，略有异味，神疲乏力，四肢不温，舌质淡，苔腻微黄，脉缓。

中医诊断：带下病（脾阳虚型）。

西医诊断：阴道炎。

治法：健脾燥湿，升阳除湿。

处方：苍　术20g　　山　药20g　　白　术15g　　党　参15g
　　　土茯苓20g　　夏枯草20g　　荆　芥15g　　白　芍20g
　　　茵　陈20g　　杜　仲15g　　泽　泻15g　　黄　芩5g
　　　甘　草10g

水煎服，日1剂，早晚饭后服用。

二诊：2014年3月14日。服前方后，带下量明显减少，神疲乏力、四肢不温症状减轻。舌质淡，苔腻，脉缓。

方用：苍　术20g　　山　药20g　　白　术15g　　党　参15g
　　　土茯苓20g　　薏苡仁15g　　夏枯草20g　　荆　芥15g
　　　白　芍20g　　茵　陈20g　　杜　仲15g　　泽　泻15g
　　　甘　草10g

水煎服，日1剂，早晚饭后服用。

三诊：2014年3月21日。服前方后，自觉带下量正常，色白，无异味，神疲乏力、四肢不温症状明显减轻，舌质淡，苔白，脉缓。

方用：苍　术20g　　山　药20g　　白　术15g　　党　参15g
　　　土茯苓20g　　夏枯草20g　　荆　芥15g　　白　芍20g
　　　茵　陈20g　　杜　仲15g　　泽　泻15g　　甘　草10g

水煎服，日1剂，早晚饭后服用。

连续服汤药两月，至今无复发。

按：本案患者一年前劳倦过度，劳倦伤脾，运化失职，湿浊停滞，流注下焦，伤及任带，致使任脉不固，带脉失约，故带下量明显增多，色白，质清稀。

虽于外院治疗，但仅治其标，本未除。该患首诊时带下量明显增多，甚至绵绵如水，神疲乏力，四肢不温，综合脉症，本源为脾阳虚所致，宜采用健脾燥湿，升阳除湿之法，故以完带汤加减。本次发病虽因感染邪毒，但邪毒之征并不明显，故酌加夏枯草、土茯苓、黄芩以清热解毒除湿；患者正值四七之年，应筋骨坚，发长极，身体盛壮，然却出现腰酸乏力，故佐以杜仲补肝肾，强筋骨。二诊带下量明显减少，神疲乏力、四肢不温症状减轻，药症相符，故仍治以健脾燥湿。三诊自觉带下量正常，色白，无异味，神疲乏力、四肢不温症状明显减轻，为巩固治疗，治以健脾燥湿为主。

[案例三]

张某，女，31岁，已婚，于2014年3月25日初诊。

主诉：带下量多6年，加重1日。

现病史：患者六年间白带一直量多，色白，无异味，曾外用苦参凝胶、保妇康栓稍有缓解。今日症状加重，白带量多，质清稀如水，月经常延后，30~35日一行，末次月经为2014年3月8日，全身状态不佳，食少纳呆，四肢不温，腰酸重滞，小便正常，大便微溏，日一行，舌质淡，苔白腻，脉沉滑。

中医诊断：带下病（脾阳虚型）。

西医诊断：阴道炎。

治法：健脾燥湿，升阳除湿。

处方：

苍 术20g	山 药20g	太子参15g	茯 苓20g
夏枯草20g	荆 芥15g	白 芍20g	茵 陈20g
生杜仲15g	车前子15g	补骨脂15g	仙 茅15g

水煎服，日1剂，早晚饭后服用。

二诊：2014年4月1日。服前方后，带下量明显减少，食少纳呆、四肢不温、便溏症状减轻，舌质淡，苔白，脉沉滑。

方用：

苍 术20g	山 药20g	太子参15g	土茯苓20g
夏枯草20g	荆 芥15g	白 芍20g	茵 陈20g
杜 仲15g	续 断20g	车前子15g	补骨脂15g

水煎服，日 1 剂，早晚饭后服用。

三诊：2014 年 4 月 8 日。服前方后，自觉带下量较前减少，色白，无异味，纳少便溏、四肢不温症状明显减轻，舌质淡，苔白，脉沉。

方用：

苍　术 20g	山　药 20g	白　术 15g	党　参 15g
土茯苓 20g	夏枯草 20g	荆　芥 15g	白　芍 20g
茵　陈 20g	杜　仲 15g	泽　泻 15g	甘　草 15g

水煎服，日 1 剂，早晚饭后服用。

服汤药三月余，月经 26~28 日一行，白带量正常，患者无明显不适。

按：本案患者带下量多，究其本源乃是脾阳素虚，运化失司，水湿停滞，湿浊下注，损伤任带二脉，约固无力，遂致带下量多。该患者首诊时带下量多，质清稀如水且有食少纳呆，四肢不温，腰酸重滞，小便正常，大便微溏，日一行，综合脉症，宜采用健脾燥湿，升阳除湿之法，故以完带汤加减。患者月经后期，腰酸，肾虚之征明显，故加仙茅、杜仲、补骨脂温肾助阳，肾水充足，则天癸充盛，则月经按期而至。二诊带下量明显减少，食少纳呆、四肢不温、便溏症状减轻，药症相符，故仍治以健脾燥湿，升阳除湿。三诊自觉带下量较前减少，色白，无异味，纳少便溏、四肢不温症状明显减轻，为巩固治疗，治以健脾燥湿为主。

[案例四]

赵某，女，22 岁，于 2013 年 6 月 11 日初诊。

主诉：带下量多数周。

现病史：患者带下量多数周，色黄臭秽，时有阴痒，月经尚律，手足畏寒，倦怠乏力，腰腹不适，二便正常，曾于外院查有少量盆腔积液（未见化验单）。舌淡胖有齿痕，脉沉滑。

中医诊断：带下病（脾虚湿蕴，郁久化热）。

西医诊断：阴道炎。

治法：健脾燥湿，清热利湿。

处方：

苍　术 20g	北沙参 15g	土茯苓 20g	白　芍 20g

荆　芥 15g　　　夏枯草 20g　　　山　药 20g　　　桔　梗 15g

莲　子 15g　　　盐杜仲 15g　　　车前子 15g

水煎服，日 1 剂，早晚饭后服用。

二诊：2013 年 6 月 18 日，服前方后，带下量减少，上述诸症减轻，舌淡胖，有齿痕，脉沉滑。

方用：苍　术 20g　　　北沙参 15g　　　土茯苓 20g　　　白　芍 20g

荆　芥 15g　　　夏枯草 20g　　　益智仁 10g　　　桔　梗 15g

莲　子 15g　　　盐杜仲 15g　　　车前子 15g　　　山　药 20g

水煎服，日 1 剂，早晚饭后服用。

三诊：2013 年 6 月 25 日。服前方后，带下量减少，手足轻微畏寒，余不适消失，舌淡胖，有齿痕，脉沉滑。

方用：苍　术 20g　　　山　药 20g　　　薏苡仁 15g　　　陈　皮 15g

柴　胡 10g　　　党　参 20g　　　土茯苓 20g　　　夏枯草 15g

荆　芥 15g　　　黄　芩 5g　　　盐杜仲 15g　　　车前子 15g

甘　草 15g

水煎服，日 1 剂，早晚饭后服用。

按：《女科证治约旨》言："因思虑伤脾，脾土不旺，湿热停蓄，郁而化火，其气臭秽，致成黄带。"本案患者首诊时虽为黄带，但手足畏寒，倦怠乏力，舌淡胖有齿痕，脉沉滑，一派脾虚湿蕴之证，脾虚运化失常，水谷精微不能上输以化血，反聚而成湿，流注下焦而成带下；脾虚困阻清阳，清阳不升，四肢不荣，则倦怠乏力，手足畏寒，综合脉症，当采用以健脾燥湿为主，辅以清热利湿。方以《傅青主女科》完带汤为主，重用生山药、炒白术健脾燥湿止带，辅党参、苍术益气健脾，诸药合用使脾旺则湿无由生。二诊带下量减少，上述诸症减轻，药症相符，守前方加益智仁。三诊带下量减少，手足轻微畏寒，余不适消失，故以健脾燥湿为主，佐以疏肝理气之品，加柴胡、陈皮。

三、妊 娠 病

妊娠期间，发生与妊娠相关的疾病，称为妊娠病，亦称胎前病。

其发病机理概括起来有四方面：其一，阴血下注冲任以养胎，出现阴血聚于下，阳气浮于上，甚者气机逆乱，阳气偏亢的状态，易致妊娠恶阻等；其二，胎体渐长，致气机升降失调，又易形成气滞湿郁，痰湿内停，可致妊娠肿胀、胎水肿满等；其三，胞脉系于肾，肾主藏精而关乎生殖，故肾气亏损，则胎元不固，易致胎动不安、堕胎等；其四，脾胃为气血生化之源，而胎赖血养，若脾虚血少，胎失所养，可致胎漏、胎动不安等。

妊娠病需了解妊娠月份、胎儿情况、孕妇的全身症状及舌苔、脉象，并借助妊娠各指标、超声等辅助检查，综合考虑，采取"急则治标，缓则治本"原则，排除妇科急症后，运用四诊八纲进行综合分析，确定诊断。

妊娠病治疗原则应为治病与安胎并举。王秀霞老师多以补肾为主，目的在于固胎之本，用药以补肾益阴为主；其间，多辅以健脾之品益血之源，疏肝之品以调畅气机，在治疗过程中，以"有故无殒，亦无殒也"为原则，"衰其大半而止"，以免动胎、伤胎。

（一）妊娠恶阻

妊娠恶阻主要是指受孕之人妊娠早期反复出现严重的恶心呕吐，厌食，头晕烦闷，甚则食入即吐，多是胃虚、肝热或痰滞为病。

妊娠恶阻相当于西医的"妊娠剧吐"，因呕吐频繁，致体液失衡及新陈代谢障碍，需及时治疗，纠正水及电解质紊乱，保其母胎两安。

本病主要机制为"冲气上逆，胃失和降"，治疗以调气和中、降逆止呕为主，临床上依据患者临床症状辨其寒、热、虚、实，随证治之。

[案例一]

王某，女，32 岁，于 2013 年 5 月 3 日初诊。

主诉：妊娠 7 周+，恶心呕吐一周余。

现病史：患者既往月经规律，末次月经：2013 年 3 月 15 日。2011 年因胚胎停育，行人工流产。现妊娠 7 周⁺，不思饮食，呕吐频发，食入即吐，脘腹胀闷，腰酸乏力，头晕体倦，舌淡红苔薄，脉滑。

中医诊断：妊娠恶阻（脾肾阳虚，胃失和降）。

西医诊断：妊娠剧吐。

治法：补肾温脾，降逆安胎。

处方：续　断20g　　生杜仲20g　　菟丝子50g　　苍　术20g
　　　　山茱萸15g　　党　参20g　　黄　芪30g　　阿　胶10g
　　　　麦　冬15g　　桔　梗15g　　芦　根15g　　黄　芩15g
　　　　甘　草10g

水煎服，日 1 剂，早晚饭后服用。

二诊：2013 年 5 月 10 日。患者自述药后呕吐减轻，稍能进食，腰酸乏力、头晕体倦明显好转，舌淡红苔薄，脉滑。方为前方加竹茹 15g、砂仁 15g。

水煎服，日 1 剂，早晚饭后服用。

三诊：2013 年 5 月 17 日。患者言呕吐、脘腹胀满症状完全消失，进食尚可。方为前方去芦根、黄芩、竹茹，加莲子 15g、山药 15g、墨旱莲 30g。

水煎服，日 1 剂，早晚饭后服用。

四诊：2013 年 7 月 24 日。宗上法继续治疗月余，现患者自述无明显不适。

按：妊娠恶阻之根源于肾，方用杜仲、续断补肾强筋骨，安胎；麦冬、阿胶、菟丝子、山茱萸滋补肝肾，安胎。脾胃虚弱，运化失常，水湿停滞，故加苍术、黄芩燥湿健脾；党参、黄芪补气健脾；桔梗载药上行，则五脏得安，气机调和，呕恶之症自除。本例患者虽以妊娠恶阻为主述就诊，但据其病史可知有胚胎停育史，察其全身症状，不可单独参照书本之胃虚、肝热、痰滞而忽略病人体质妄加治疗。临床施治需辨证论治，明其理，知其源，则施治能得心应手。

[案例二]

岳某，女，31 岁，于 2013 年 8 月 5 日初诊。

主诉：妊娠 8 周⁺，恶心呕吐、不欲饮食 10 日。

现病史：患者既往月经规律，末次月经：2013年6月7日，现患者妊娠8周⁺，恶心呕吐，不欲进食，食入即吐，吐出物甚多，色清稀如痰涎，寐差神疲，畏寒肢冷，腰膝酸软，二便正常，舌淡胖苔白，脉沉滑。

中医诊断：妊娠恶阻（脾肾阳虚，胃失和降）。

西医诊断：妊娠剧吐。

治法：补肾温脾，降逆安胎。

处方：

黄　芪30g	续　断20g	菟丝子50g	党　参20g
生杜仲20g	山茱萸15g	苍　术20g	麦　冬15g
黄　芩15g	阿　胶10g	芦　根15g	桔　梗15g
竹　茹10g	甘　草10g		

水煎服，日1剂，早晚饭后服用。

二诊：2013年8月12日。药后恶心呕吐、腰膝酸软明显缓解，畏寒肢冷消失，仍纳差，舌淡胖苔白，脉沉滑。方为前方加麦芽10g、神曲10g、生甘草10g。

三诊：2013年8月19日。药后恶心呕吐、腰膝酸软症状消失，饮食渐佳，舌淡胖苔白，脉沉滑。方用前方加桑寄生20g。

四诊：2013年10月12日。现患者治疗近两月，自述无明显不适。

按：方用寿胎丸加减，续断、杜仲补肝肾，强筋骨，安胎；黄芪、党参、桔梗补气建中升提；麦冬、山萸肉、菟丝子、阿胶补肝肾阴，养血安胎；竹茹、芦根、黄芩清热止呕安胎，并防热药太过；甘草调药和中。

（二）胎动不安

胎动不安是指妊娠期出现腰酸腹痛，胎动下坠，或阴道少量流血者。亦称"胎气不安"。本病是临床常见的妊娠病之一。若症状加重，腰酸痛甚，小腹坠胀，阴道流血量增多，有血条血块，易致流产，称为"堕胎"和"小产"。

西医学的先兆流产和先兆早产可归属于胎动不安范畴。胎动不安的辨证主要辨其属于肾虚、气虚、血虚、血热、外伤和癥瘕伤胎等，治疗上以安胎为主，根据不同证候，采用固肾、益气养血、滋阴清热、祛瘀消癥等法，但因为肾主生殖，为先天之本，胞络者系于肾，故无论是何种证型，都应照顾肾气。若病情发展，安之无益，宜去胎益母。

[案例一]

高某，女，31岁，于2014年10月2日初诊。

主诉：停经40日，阴道少量流血1日。

现病史：患者既往月经规律，末次月经：2014年8月24日。患者于2014年9月30日自测尿妊娠（+），既往一次自然流产史，一次胚胎停育史。患者昨日无明显诱因出现阴道少量流血，遂于外院查HCG：1300.26mIU/ml，P：29.20ng/ml。现停经40日，阴道少量流血，偶有恶心、腰酸及腹部下坠感，舌暗红，脉沉细略数。

中医诊断：胎动不安（肾虚型）。

西医诊断：先兆流产。

治法：补肾益气，固冲安胎。

处方：黄　芪30g　　续　断20g　　菟丝子50g　　党　参20g
　　　生杜仲20g　　山萸肉15g　　苍　术20g　　麦　冬15g
　　　砂　仁10g　　阿　胶10g　　桑寄生20g　　墨旱莲20g
　　　覆盆子15g　　黄　芩10g　　甘　草10g

水煎服，日1剂，早晚饭后服用。

二诊：2014年10月9日。患者2014年10月8日于外院查超声：活胎，约6周左右；HCG：>15000.00mIU/ml，P：26.00ng/ml。药后腰酸及腹部下坠感减轻，阴道少量褐色分泌物，恶心欲吐，自觉烦热，舌暗红，脉沉细略数。继服前方。

三诊：2014年10月16日。患者2014年10月14日于外院查HCG：76591.00mIU/ml，P：32.10ng/ml。患者自述阴道褐色分泌物消失，恶心减轻，但觉腰酸及腹部下坠感，舌暗红，脉沉细略数。方为前方加丹参10g。

四诊：2014年10月30日。患者于2014年10月26日外院查HCG：>121819.12mIU/ml，P：37.80ng/ml。今日查超声：活胎，妊娠约9周+，胎囊下

方可见不规则液性暗区，大小约为：16mm×9mm。患者自述药后腰酸及腹部下坠感缓解，近日微有咽喉不利，舌暗红，脉沉细略数。方为前方去丹参，加桔梗 10g、芦根 10g。

五诊：2014 年 12 年 25 日。患者自述治疗两个月后，无明显不适。

随诊：足月顺产一健康男婴。

按：孕母冲任气血失调，胎元不固，是本病发生的主要机制。冲为血海，任主胞胎，冲任气血旺盛，胎元得以滋养和固摄。患者气血不足，影响冲任气血或直接损伤胎元，导致胎元不固而发生胎动不安。孕后患者肾气亏虚，中气不足，冲任失调，胎系不固，故腰酸，胎动下坠，阴道少量流血，以寿胎丸加减为主。菟丝子、桑寄生、续断补肾填精，固冲安胎；阿胶养血安胎；党参益气安胎；墨旱莲凉血止血。全方共奏补肾填精，益气安胎，固冲安胎之效。治疗过程中随证加减，灵活运用，取得较好疗效。

[案例二]

马某，女，30 岁，于 2014 年 2 月 21 日初诊。

主诉：停经 40 日，阴道少量流血伴腰酸 3 日，加重 1 日。

现病史：患者既往月经规律，末次月经：2014 年 1 月 10 日。患者 3 日前无明显诱因出现阴道少量流血伴腰酸，于外院查孕酮：22.16ng/ml，雌二醇：366.03pg/ml，人绒毛膜促性腺激素：2503.01IU/L，未予重视并自服地屈孕酮片，症状略有缓解。今日出现腹痛，腰酸加重，阴道流血量多，故来就诊。现该患腰酸腹痛，阴道流血量多，色暗，面白唇淡，畏寒肢冷，睡眠欠佳，饮食尚可，舌淡苔白，脉沉滑。

中医诊断：胎动不安（肾虚型）。

西医诊断：先兆流产。

治法：补肾益气，固冲安胎。

处方：

黄　芪 30g	续　断 20g	菟丝子 50g	党　参 20g
生杜仲 20g	山萸肉 15g	苍　术 20g	麦　冬 15g
桔　梗 15g	阿　胶 10g	芦　根 10g	墨旱莲 20g

覆盆子15g　　黄　芩10g　　甘　草10g

水煎服，日1剂，早晚饭后服用。

二诊：2014年2月28日。患者自述腰酸腹痛略有缓解，阴道少量褐色分泌物，面色稍佳，舌淡苔白，脉沉滑。方用：原方去芦根，加桑寄生20g。

三诊：2014年3月7日。昨日于外院查孕酮：45.72ng/ml，人绒毛膜促性腺激素：>15000.00IU/L。患者自述腹痛、阴道褐色分泌物消失，略有腰酸，现时有恶心，不欲饮食。前方加芦根10g、砂仁5g。

患者继续治疗3月余，后无明显不适，于2014年10月顺利产出一男婴。

按： 初诊以寿胎丸加减，续断补肝肾，固冲任；阿胶养血止血；黄芪、党参补中气、升提胎元；菟丝子、山萸肉、墨旱莲、覆盆子、麦冬等补肾滋阴敛精。二诊各症均略有缓解，需以原方为基础，继续补肾益气，使胎元能有所养，并加桑寄生补肝肾，强筋骨。三诊肾气较充，胎气上逆，可见恶心，不欲饮食，故加砂仁温胃止呕，安胎。肾主生殖，为先天之本，胞络者系于肾，故都应顾护肾气。

（三）堕胎

凡妊娠12周内，胚胎自然陨堕者，称为"堕胎"。本病多由胎漏、胎动不安发展而来，也有直接发生堕胎者。有因先天禀赋不足，肾气虚弱，冲任欠盛，胎元不实；或素体虚弱，或大病久病，气血化源不足，无以养胎载胎，正如《沈氏尊生书》言："阳施阴化，胎孕乃成。血气虚损，不能养胎，则胎自堕。"或热病瘟疫，热伏冲任，扰动血海，损伤胎元；或跌仆闪挫，气血紊乱，伤及胎气，各种因素致冲任不固，胎元损伤，胎结不实，终致胚胎陨堕，离胞而下，而致堕胎。

西医学早期流产、晚期流产者可参照本病论述进行辨证论治。

现因西医学发展，堕胎者多行人工流产术或药物流产术，来就诊患者多为人流或药流术后进行调理者。《女科撮要》："小产重于大产，盖大产如粟熟自脱，小产如生采，破其皮壳，断自根蒂，岂不重于大产？"堕胎同小产，同属断自根蒂，故产后应调其肾气，肾为先天之本，藏精主生殖，以补肾为第一大法。

[案例]

原某，女，44岁，于2013年1月4日初诊。

主述：月经量少4月余。

现病史：患者于2011年2月无明显诱因自然流产，未予重视。后于2012年9月胚胎停育，胚胎停育后行人工流产术，术后月经量渐进性减少，30~45日一行，2日血止。末次月经：2012年12月5日，月经量少，色淡，有血块。现患者头晕耳鸣，腰酸乏力，手足畏寒，舌黯淡，脉沉弱。

中医诊断：堕胎（肾虚型）。

西医诊断：习惯性流产。

治法：补肾益精，固冲调经。

处方：

当　归20g	川　芎10g	生地黄15g	生杜仲20g
丹　参20g	香　附15g	巴戟天15g	炒山药15g
山茱萸10g	仙灵脾30g	鹿角霜20g	泽　兰15g
益母草15g			

水煎服，日1剂，早晚饭后服用。

二诊：2013年1月22日。末次月经：1月10日，月经量较前增多，4日血止，头晕耳鸣症状缓解，仍腰酸，时有乏力，四肢欠温，舌黯淡，脉沉细。

方用：

当　归20g	丹　参20g	仙　茅15g	生杜仲20g
香　附20g	郁　金15g	巴戟天15g	茯　苓15g
山茱萸15g	仙灵脾30g	鹿角霜20g	烫狗脊20g
覆盆子20g	益智仁20g	甘　草10g	

水煎服，日1剂，早晚饭后服用。

三诊：2013年2月22日。患者自述腰酸乏力症状明显减轻，四肢欠温症状消失，继服前方。

患者继服前方治疗三个月，无明显不适，身体状态转佳，月经恢复正常。

按：肾虚为堕胎之根，当以补肾为第一大法。正所谓"离经之血，便为瘀血"。肾虚胞失所养，胎结不实，血失所系，血随胎下而成瘀血，故当佐以活血之品，同时加泽兰、益母草之活血利水，减少"血不利则为水"之趋势。故堕胎早期应以补肾活血为主，而中后期则以补肾温阳为主。方用仙茅、烫狗脊、巴戟天、生杜仲、仙灵脾补肾温阳；当归、丹参、茯苓、香附、郁金活血利水，调经解郁；覆盆子、山茱萸、益智仁补肾固精；甘草调药和中。

四、产 后 病

产后分娩后至产褥期内发生与分娩或产褥有关的疾病，称为产后病。

常见的产后病有产后血晕、产后血崩、产后腹痛、产后痉证、产后发热、产后身痛、恶露不绝、产后情志异常、产后小便不通、产后小便频数与失禁、产后大便难、缺乳、乳汁自出等。上述诸病多数发生在"新产后"，目前根据临床实际，倾向将产后 7 日以内称为"新产后"。

（一）产后身痛

产后身痛是指妇女在产褥期间，出现肢体、关节酸痛、麻木、重着者，亦称"产后遍身疼痛""产后关节痛"。西医学风湿热、类风湿引起的产褥期关节疼痛可参照本病辨证治疗。王秀霞老师认为产后身痛多因妇女分娩时用力汗出，阳气虚耗，百节开张，腠理不密，在此基础上调摄不慎，感受外邪，邪气闭阻，不通而痛；或分娩阳气耗伤，卫外不固，素体阴虚，加之分娩失血等，使气血俱亏，筋骨经脉失养。临床多见于气血虚弱、外感两型。王秀霞老师认为以上两型产后身痛虽各有不同，但究其根本在气弱血虚，无以濡养筋脉，温煦四肢百骸，故提出治疗产后身痛以补气血为主，根据受风、寒、湿的多少，临床采用趁痛散为主方，随证加减治疗产后身痛。

[案例一]

周某，31 岁，于 2012 年 9 月 28 日初诊。

主诉：下肢关节疼痛 40 余日。

现病史：第一胎足月剖宫产产后 47 日，恶露淋漓 1 月余，现汗多，舌紫暗，脉沉。

中医诊断：产后身痛（外感型）。

西医诊断：产褥期关节疼痛。

治则：养血祛风，散寒除湿。

处方：黄　芪 30g　　苍　术 20g　　当　归 15g　　桂　枝 15g

　　　独　活 15g　　川牛膝 30g　　薤　白 15g　　炮　姜 5g

　　　丹　参 20g　　延胡索 15g　　通　草 5g　　制首乌 15g

　　　穿山龙 30g　　王不留行 30g

水煎服，日 1 剂，早晚饭后服用。

二诊：2012 年 10 月 12 日。双膝关节疼痛，舌紫，脉沉。方用：原方加五灵脂 15g。

三诊：2012 年 11 月 9 日。服药后疼痛缓解，脚步仍不适，舌紫暗，脉沉。

方用：丹　参 20g　　当　归 15g　　黄　芪 30g　　苍　术 20g

　　　川牛膝 10g　　桔　梗 10g　　薤　白 20g　　杜　仲 15g

　　　桑寄生 15g　　路路通 15g　　延胡索 10g　　通　草 5g

水煎服，日 1 剂，早晚饭后服用。

四诊：2012 年 11 月 25 日，服药后疼痛基本消失，现无明显不适。

按：王秀霞老师认为产后身痛的发病原因多因产后气血亏虚，百骸空虚，筋脉失养所致，不荣则痛，而非表邪滞络之故。《产育宝庆集》载："产后遍身痛者何？答曰：产后百节开张，血脉流走，遇气弱，则经络、分肉之间，血多留滞，累日不散，则骨节不利，筋脉引急，故腰背转侧不得，手脚摇动不得，更身热疼痛。"本例患者为产后恶露不止，亡血耗气，加之误服疏解之品，重伤气血，致使周身筋脉骨节失荣，故而疼痛难耐。以养血祛风，散寒除湿为主治疗。首诊黄芪补气固表；苍术健脾燥湿；当归补血活血；桂枝温通经脉；独活祛风胜湿散寒止痛；川牛膝、制何首乌补肝肾强筋骨；薤白通阳散结理气宽胸；炮姜温中止痛；丹参养血安神，活血祛瘀；延胡索、穿山龙活血止痛；王不留行通经止痛；通草通气。二诊因患者双膝关节疼痛，舌紫脉沉，故用五灵脂疏通血脉，散瘀止痛。三诊根据患者情况，佐以路路通祛风通络，利水除湿；桑寄生强筋骨，祛风湿。

[案例二]

赵某，女，28岁，于2013年4月30日初诊。

主诉：产后周身疼痛9日。

现病史：患者9日前足月自然分娩后出现周身疼痛怕冷、恶风，上肢及腰背部疼痛明显，遇冷症状加重，局部无红肿，得温稍减，舌淡，苔薄白，脉细缓。

中医诊断：产后身痛（血虚型）。

西医诊断：产褥期关节疼痛。

治则：补血益气，通络止痛。

处方：当　归15g　　黄　芪30g　　白　术15g　　延胡索15g

　　　薤　白20g　　桂　枝15g　　丹　参20g　　太子参15g

　　　生杜仲15g　　路路通15g　　通　草5g　　王不留行30g

水煎服，日1剂，早晚饭后服用。

二诊：2013年5月7日。服药后症状减轻，面色转华，肢体疼痛减轻。继续处以原方进一步巩固治疗。

三诊：2013年5月21日。遍身疼痛症状基本解除，现患者足跟痛，乳汁不足，舌紫，脉沉。方用：原方加苍术20g、独活15g、山茱萸15g、何首乌15g。

按：此系四肢百骸、筋脉关节失之濡养所致，治疗以补血益气，通络止痛为主要方法。初诊以当归、黄芪、太子参、丹参补养气血；白术健脾益气；延胡索、薤白理气活血止痛；桂枝、路路通温经止痛；王不留行行血通经；生杜仲补肝肾养筋骨。全方可收补肾填精、强腰壮骨止痛之效。二诊遍身疼痛症状改善，处以原方继续治疗。三诊服药后症状基本解除，现足跟疼痛，乳汁不足现象较明显，舌紫，脉沉，故在原方基础上加苍术健脾燥湿，解郁避秽；独活祛风胜湿，散寒止痛；山茱萸、何首乌补肝肾。

[案例三]

赵某，31岁，于2013年9月4日初诊。

主诉：产后遍身酸疼6月余。

现病史：患者 6 月前足月自然分娩，现遍身酸疼，肢体麻木，关节酸楚，腹痛症状较为明显，伴手脚发凉，面色无华，头晕心悸，遇冷后症状加重，舌淡，苔少，脉细无力。

中医诊断：产后身痛（血虚型）。

西医诊断：产褥期关节疼痛。

治则：补血益气，通络止痛。

处方：

黄　芪 30g	太子参 15g	生杜仲 20g	桂　枝 15g
薤　白 20g	没　药 10g	延胡索 15g	羌　活 10g
丹　参 20g	鸡血藤 20g	仙　茅 15g	通　草 5g

水煎服，日 1 剂，早晚饭后服用。

二诊：2013 年 9 月 13 日。服药后症状缓解，尤见腰背疼痛，胫膝酸软，足跟痛，舌淡，苔薄，脉沉细。原方去太子参、没药、羌活、丹参、鸡血藤、仙茅，加苍术 20g、独活 15g、川牛膝 15g、当归 15g、路路通 15g、续断 15g。

三诊：2013 年 9 月 29 日。服前方后身痛症状基本解除，继续予以补气养血以固本。前方去苍术、独活、川牛膝、当归、路路通、续断，加太子参 15g、羌活 15g、丹参 20g、鸡血藤 15g、没药 15g、防己 10g。

按：此系素体血虚，产后失血过多，阴血愈虚，冲任不足，四肢百骸、筋脉关节失于濡养，气血两亏，肾气不足所致，治疗以补血益气，通络止痛为主要方法。初诊以黄芪、太子参、丹参、鸡血藤补养气血；生杜仲、仙茅补肝肾养筋骨；桂枝温经止痛；薤白、没药、延胡索理气活血止痛；羌活散寒祛风除湿止痛。二诊因腰背疼痛，胫膝酸软，足跟痛等症状，在原方基础上佐以补养肝肾，温经止痛。以苍术健脾燥湿，解郁避秽；川牛膝、续断补肝肾，强筋骨；路路通温经止痛。三诊症状基本缓解，但犹可见气血亏虚之轻症，以太子参、丹参、鸡血藤补益气血；没药祛风除湿止痛。

（二）产后恶露不绝

本病以产后血性恶露过期不止为特点，或伴有其他全身症状。西医学的产后子宫复旧不全、胎盘胎膜残留、感染所致子宫内膜炎等疾病可归属于产后恶露不绝范畴。产后恶露不绝辨证主要辨其属于气虚、血热、血瘀。治疗上，王秀霞老师在血瘀、气虚、血热三方面病因的基础上提出扶正补虚、化瘀生新的治疗原则，设立生化止血饮，用此不仅可以防止出血、腹痛，对促进子宫的缩复，其效尤为显著。

[案例一]

李某，37岁，于2014年7月27日初诊。

主诉：产后50日，现仍阴道不规则流血。

现病史：患者于6月1日足月剖宫产产下男婴，阴道淋漓下血至今。子宫腺肌病病史。辅助检查：2014年7月21日外院B超：子宫 5.8cm×6.3cm×6.1cm，内膜3.6mm。现腰酸，下腹略有坠胀，多汗，头晕，乳汁不足，舌黯，脉弦。

中医诊断：产后恶露不绝（血瘀型）。

西医诊断：产后子宫复旧不全。

治则：益气摄血固冲，活血理气归经。

处方：
黄 芪 50g	丹 参 20g	西洋参 15g	王不留行 30g
益母草 20g	麦 冬 15g	桔 梗 20g	延胡索 15g
通 草 5g	山 楂 15g	炮 姜 5g	路路通 15g
穿山甲 10g（先煎）			

水煎服，日1剂，早晚饭后服用。

二诊：2014年7月28日。血性恶露已止，但乳汁仍缺乏，舌黯，脉迟细。原方去益母草、麦冬、延胡索、山楂、炮姜，加当归20g、白芷15g、青皮15g、漏芦15g、苍术20g、炮姜炭15g。水煎服，日1剂，早晚饭后服用。

按：王秀霞老师认为妇人分娩后，即有恶露，正常约1个月内停止。逾1个月以上，仍是淋漓不绝，乃属病态。《妇人大全良方》认为："产后恶露不绝者，盖因伤经血，或内有冷气，而脏腑不调故也。"这是指虚证而言，气血虚弱，冲任不固，子宫收缩乏力，复旧不全，以致淋漓不断，影响健康。本例为恶露近2个月未停，有腰酸头眩等诸般虚象，前医用补涩而未效。乃详察其症，脉虽细软但稍带弦，下腹略有坠胀，说明仍有少些瘀血滞留，瘀血不去，新血不能归经。所以在补虚药中，酌加丹参、山楂等行血祛瘀药。一方面排出瘀块，另一方面补气固肾以帮助胞宫恢复原状，增强固摄能力，服后恶露大减。二诊乃以补气血，益肝肾为主，而行血之品，仅加丹参一味而已。至于增炮姜炭，以其温经止血，帮助固摄经血，针对脉象细迟而设。

[案例二]

邱某，29 岁，于 2015 年 11 月 9 日初诊。

主诉：阴道血性分泌物 10 余日。

现病史：患者于 7 月 6 日足月剖宫产后出现月经不规律，经期延长，淋漓不尽，产后恶露持续 20 余日，量较多，色鲜红，质稠黏，未哺乳。现阴道血性分泌物 10 余日，量多，腰腹疼痛，口燥咽干，面色潮红，舌红苔少，脉细数无力。

中医诊断：产后恶露不绝（血热型）。

西医诊断：产后子宫复旧不全。

治法：清热养阴，凉血止血。

处方：苍　术 20g　　莲　肉 15g　　太子参 15g　　丹　参 20g

　　　金银花 15g　　天　冬 15g　　土茯苓 15g　　覆盆子 15g

　　　山　楂 15g　　川　芎 10g　　夏枯草 20g　　杜　仲 20g

水煎服，日 1 剂，早晚饭后服用。

二诊：2015 年 11 月 27 日。服前方后月经于 11 月 19 日来潮，此次经行 7 日，月经量多，色紫暗，质稠有血块。

方用：当　归 15g　　川　芎 10g　　丹　参 20g　　益母草 20g

　　　覆盆子 15g　　荆　芥 10g　　茯　神 20g　　天　冬 15g

　　　益智仁 15g　　炒枣仁 15g　　神　曲 15g　　夏枯草 20g

　　　甘　草 10g

水煎服，日 1 剂，早晚饭后服用。

三诊：2015 年 12 月 14 日，服药后患者症状明显改善，自觉少腹胀痛。

方用：当　归 15g　　川　芎 10g　　土茯苓 15g　　丹　参 20g

金银花 15g	延胡索 15g	夏枯草 20g	覆盆子 15g
神 曲 20g	莲 肉 20g	五灵脂 15g	甘 草 10g

水煎服，日 1 剂，早晚饭后服用。

按：治以清热养阴生津为主要方法。初诊莲肉、土茯苓、夏枯草、金银花清热祛火；太子参、党参滋阴益气生津；天冬养阴生津；覆盆子、杜仲补益肝肾。二诊因见月经量多，色紫暗，质稠有血块，用当归、川芎调经行气；丹参凉血养血；覆盆子补益肝肾；荆芥凉血祛风；茯神、炒枣仁宁心安神；天冬养阴生津；益智仁温肾固精；神曲健脾和胃；夏枯草清热凉血。三诊因自觉少腹胀痛，用延胡索、五灵脂活血止痛；当归、川芎调经行气；土茯苓、金银花、夏枯草清热祛火；丹参凉血养血；覆盆子补益肝肾。

五、妇科杂病

（一）不孕症

不孕症，女子婚后有正常性生活 1 年以上，未避孕而不受孕者；或曾孕育过，未避孕又 1 年以上未再受孕者，称为"不孕症"。前者为原发性不孕症，古称"全不产"；后者为继发性不孕症，古称"断绪"。

男女双方在肾气盛，天癸至，任脉冲盛的条件下，女子月事以时下，男子精气溢泻，两精相合，便可媾成胎孕。不孕常因肾虚、肝郁、痰湿和血瘀导致。其主要机理与肾气亏虚，冲任气血失调有关。正如《校注妇人良方》：窃谓妇人之不孕，亦有因六淫七情之邪，有伤冲任，或宿疾淹留，传遗脏腑，或子宫虚冷，或气旺血衰，或血中伏热，又有脾胃虚损，不能营养冲任。审此，更当察其男子之形气虚实何如，有肾虚精弱，不能融育成胎者，有禀赋微弱，气血虚损者，有嗜欲无度，阴精衰惫者，各当求其源而治之。

不孕症的辨证，重在审脏腑、冲任、胞宫之病位，辨气血、寒热、虚实之变化，还要察病理产物痰湿、瘀血之不同。

治疗当辨证与辨病结合。有的患者存在卵巢早衰、甲减、高泌乳素血症等当结合其基本疾病，治疗重点是温养肾气，调理气血，使经调病除，则胎孕可成。此外，还须情志舒畅，房事有节，择氤氲之时而合阴阳，以利于成孕。同时应注重月经周期的阴阳变化。月经后期治法多以滋阴养血，补肾填精，滋肾疏肝为主。经间期多以温阳滋阴，补肾益气，活血通络为主，以促进卵子排出，经前期多以补肾温阳，滋阴益精，益气养血为主。

[案例一]

李某，女，27岁，已婚，于2013年9月24日初诊。

主诉：计划妊娠1年余。

现病史：患者结婚2年计划妊娠1年余而未孕。14岁初潮，既往月经稀发，末次月经2013年8月24日。平时自觉乏力倦怠，腰酸，时脘腹不适，纳差，大便时溏。辅助检查：2013年当日盆腔超声：子宫大小为39mm×32mm×39mm，内膜7mm，Lov：23mm×24mm，见约12个增大的卵泡；Rov：25mm×24mm，见约15个增大的卵泡。夫查精液常规正常。体格检查：身高158cm，体重47.5kg。体型略瘦，无黑棘皮症，舌紫暗，少苔，脉沉弦。

中医诊断：不孕（肾虚肝郁型）。

西医诊断：①原发性不孕；②多囊卵巢综合征。

治法：补肾疏肝，理血调经。

处方：杜　仲20g　　丹　参20g　　香　附15g　　巴戟天15g
　　　　山茱萸10g　　覆盆子20g　　淫羊藿20g　　郁　金15g
　　　　鳖　甲20g　　浙贝母20g　　益母草20g　　鹿角霜20g
　　　　仙　茅15g　　益智仁20g　　茯　苓15g

水煎服，日1剂，早晚饭后服用。

二诊：2013年10月13日。患者乏力、腰酸略有缓解，饮食尚可，舌紫暗，脉沉弦。

方用：当　归20g　　川　芎10g　　生地黄15g　　杜　仲20g
　　　　丹　参20g　　香　附15g　　巴戟天15g　　山　药15g
　　　　山茱萸10g　　郁　金15g　　鳖　甲20g　　浙贝母20g
　　　　泽　兰15g　　益母草20g

水煎服，日1剂，早晚饭后服用。

三诊：2013年10月30日。末次月经2013年8月24日，现未来潮。患者体力尚可，腰酸明显减轻，纳可，大便调，舌黯，脉沉弦。

方用：

当 归20g	川 芎10g	生地黄15g	杜 仲20g
丹 参20g	香 附15g	巴戟天15g	山 药15g
山茱萸10g	覆盆子20g	淫羊藿20g	泽 兰15g
鸡血藤15g	益母草10g		

水煎服，日1剂，早晚饭后服用。

四诊：2013年11月13日。患者自述月经11月8日来潮，色鲜红，4日血止，量有增多，余症状明显缓解，舌淡暗，脉沉。

方用：

当 归20g	川 芎10g	生地黄15g	杜 仲20g
丹 参20g	香 附15g	巴戟天15g	山 药15g
山茱萸10g	覆盆子20g	淫羊藿20g	泽 兰15g
鳖 甲15g	浙贝母20g	土茯苓10g	

水煎服，日一剂，早晚饭后服用。

随诊：经上述治疗4个月后，末次月经2014年1月12日，尿妊娠试验（＋）。无明显不适，嘱其不适随诊。

按：本案辨证为肾虚肝郁，冲任瘀阻。人体的代谢与各脏腑的功能协调有关，其中与肾的关系最为密切，古有云："肾为先天之本""肾主生殖""经水出诸肾"。肾为天癸之源，冲任之本，是月经产生的基础和动力，《石室秘录》中说："肾水亏者，子宫燥涸，禾苗无雨露之濡，亦成萎亏"。肾虚而精血亏虚，水不涵木，肝失疏泄，气机失调，而致阴虚火旺，形体消瘦，终致不孕，为此患病之根本。中医有"女子以肝为先天""肝肾同源"之说，肝血与肾精相互滋生，共同构成卵泡生长发育之源泉。"求子之法，莫先调经"，求子当先调经，经调方可受孕。

[案例二]

贾某，女，35岁，已婚，于2013年10月22日初诊。

主诉：计划妊娠，月经量少 1 年余。

现病史：患者结婚 5 年，行三次人流术后未再孕（末次为 2012 年 9 月），相继月经量渐进性减少，周期尚律。末次月经：9 月 27 日，量少，5 日止。平素腰酸腿软，畏寒肢冷，舌淡暗，脉沉细，两尺尤甚。

中医诊断：不孕（肾虚型）。

西医诊断：①继发性不孕；②月经失调。

治法：补肾填精，调补冲任。

处方：
当 归 10g	川 芎 10g	生 地 15g	杜 仲 20g
山茱萸 10g	巴戟天 15g	山 药 15g	香 附 15g
丹 参 20g	郁 金 15g	覆盆子 15g	鸡血藤 15g
泽 兰 15g	益母草 10g		

水煎服，日 1 剂，早晚饭后服用。

二诊：2013 年 11 月 5 日。患者自述末次月经 10 月 24 日，5 日止，量稍增，现阴道干涩不适，舌黯，脉沉缓无力。

方用：
杜 仲 20g	覆盆子 20g	仙 茅 15g	淫羊藿 20g
鹿角霜 20g	巴戟天 15g	益智仁 20g	山茱萸 15g
枸杞子 20g	茯 苓 15g	郁 金 15g	鸡血藤 20g
当 归 15g	赤 芍 15g	甘 草 10g	

水煎服，日 1 剂，早晚饭后服用。

三诊：2013 年 11 月 26 日。自述末次月经 11 月 19 日，3 日止，药后月经量增，阴道干涩症状缓解，性欲减退，多梦易醒，舌黯，脉沉。

方用：
杜 仲 20g	覆盆子 20g	仙 茅 15g	淫羊藿 20g
鹿角霜 20g	巴戟天 15g	益智仁 20g	山茱萸 15g
枸杞子 20g	茯 苓 15g	蛇床子 5g	鸡血藤 20g
丹 参 20g	合欢皮 15g	益母草 20g	

水煎服，日 1 剂，早晚饭后服用。

复诊：2014 年 1 月 19 日。末次月经：12 月 20 日，昨日自测尿妊娠阳性，舌黯，脉沉。

嘱予药物保胎治疗。

按：本案患者由于屡次堕胎伤精耗气，肾精亏损，肾气不足，冲任亏虚，遂致月经量少，肾气损伤，胞脉失养，不能摄精成孕，故采用补肾填精，养血调经促孕为治疗思路，取仙茅、淫羊藿、巴戟天、鹿角霜、覆盆子等补益肾气，温煦肾阳，填精益髓，从而改善全身的阳虚诸证；佐以香附、丹参、泽兰、益母草等理气调经；诸药相合，调补冲任，益肾调经而摄精成孕。不孕症现多由屡次堕胎而致，病程一般较长。嘱患者放松心情，有助于受孕。

[案例三]

靳某，女，31岁，已婚，于2014年1月7日初诊。

主诉：计划妊娠2年余。

现病史：患者结婚6年未孕，体检发现子宫腺肌瘤5年，现月经规律，末次月经：2013年12月25日，经行下腹部胀痛，痛甚晕厥，经血量多，8日止。平素倦怠乏力，面色㿠白，舌质紫暗，脉沉虚无力。辅助检查：2013年8月20日外院彩超：子宫7.4cm×6.5cm×6.3cm，腺肌瘤约4.1cm×4.3cm，内膜0.6cm。

中医诊断：不孕（气虚血瘀型）。

西医诊断：①原发性不孕；②子宫腺肌瘤。

治法：活血化瘀，固冲止血。

处方：龙　骨30g　　牡　蛎20g　　海螵蛸20g　　地榆炭15g
　　　　白　芍15g　　苍　术20g　　墨旱莲20g　　槐　花15g
　　　　益智仁15g　　杜　仲20g　　女贞子15g　　甘　草10g

水煎服，日1剂，早晚饭后服用。

特殊医嘱：定期复查超声观察子宫肌瘤情况，评估手术治疗。

二诊：2014年2月11日。患者于2月1日月经来潮，服药后经期腹痛略缓解，经血量较之前减少。原方去海螵蛸、地榆炭、墨旱莲、槐花、女贞、益智，加乌贼骨20g、醋鳖甲20g、土茯苓15g、桔梗20g、炒蒲黄15g、延胡索15g、夏枯草30g。水煎服，日1剂，早晚饭后服用。

三诊：2014年3月2日。末次月经：2月21日。服药后经期腹痛症状明显缓解，无其他不适。阅2月28日本院彩超示：子宫：5.9cm×6.6cm×5.7cm，腺肌瘤约2.5cm×2.6cm，内膜7.1mm。可见经过两个月的中药治疗后瘤体明显缩小，遵循效不更方，故继前医嘱。建议3~5个月复查盆腔彩超。

复诊：2014年5月22日。末次月经：4月15日，尿妊娠（+），现孕5周[+]，阴道少许血性分泌物，阅5月21日外院彩超示：宫内妊娠，腺肌瘤约4.9cm×3.5cm。建议立即住院保胎治疗。

按：子宫腺肌瘤中医辨证属"癥瘕"范围，病在血分，瘀结而成，治疗当以活血化瘀为主，素体虚弱，冲任气血虚弱，运行无力，血不能正常运行，停而致瘀，日久集聚而成癥瘕；瘀血内停，冲任受损，胞脉不通，则致多年不孕；瘀阻冲任，新血难安，故经行量多；瘀阻胞脉，"不通则痛"，故经行腹痛，舌紫暗，脉沉虚无力，为气虚血瘀之征。但此例患者临床症状以气虚乏力、月经过多最为突出，其不孕的主要原因不仅仅是癥瘕，其肾气亏虚，胞络瘀阻才是根本所在，故在治疗过程中，不可用活血消癥之猛药攻之，应以补肾固冲调经为主，待肾气略盛，月经顺调之时，可酌加软坚散结之品以助结块的消散。此患者妊娠合并子宫腺肌瘤，并已出现胎漏之兆，由于肌瘤体积过大，不能保证此次妊娠一定顺利，故建议住院严密观察。

[案例四]

车某，女，36岁，已婚，于2014年3月9日初诊。

主诉：未避孕未怀孕6年。

现病史：患者初孕人流，再相继孕2次，胎停后未再孕。第一次怀孕42日后，发现甲状腺功能低下，担心影响胎儿发育，遂行人工流产术。再孕因胎停行清宫术后组织送病理，胎盘绒毛测染色体核型检查，未见明显致病致畸基因。其后查父母染色体并无问题。既往月经不规律，14岁月经初潮，月经先后不定期，量时多时少，色鲜红，有血块，经前乳房胀痛较严重。平素急躁易怒，口苦，舌红，苔薄，脉弦。

中医诊断：不孕症（肝郁型）。

西医诊断：继发性不孕症。

治法：疏肝解郁，理血调经。

处方：当　归15g　　白　芍20g　　白　术15g　　茯　苓15g

　　　丹　皮10g　　天花粉10g　　夏枯草15g　　郁　金10g

　　　川楝子10g

水煎服，日1剂，早晚饭后服用。

二诊：2014年6月18日。患者末次月经：2014年5月10日，经前乳房胀痛减轻，月经血块减少，无明显口苦症状。

方用：柴　胡10g　　郁　金10g　　香　附20g　　茯　苓20g

　　　苍　术20g　　川楝子15g　　荔枝核15g　　当　归20g

　　　枳　壳10g　　莲　子15g　　白　芍30g　　白　术30g

　　　泽　泻15g　　川　芎10g

水煎服，日1剂，早晚饭后服用。

依月经规律，并结合肝郁气滞病证，注重疏通气血，依此法，调整方药，连续服药5月余。

复诊：2014年11月21日。患者症状明显改善，现停经60日，轻微腰酸，怀疑早孕，遂于医院测孕酮：>60.00ng/ml，特异性绒毛促性腺激素：164697.49IU/L，盆腔超声：早孕（单活胎），妊娠约8周$^+$。予以患者寿胎丸加减口服。

方用：桔　梗15g　　麦　冬15g　　苍　术20g　　阿胶珠10g

　　　黄　芪30g　　党　参20g　　山萸肉15g　　菟丝子50g

　　　生杜仲20g　　续　断20g　　白　术20g　　甘　草5g

水煎服，日1剂，早晚饭后服用。

按：继发性不孕症（肝郁型），多因肝主藏血，主疏泄，畅达气机，理气调经，若肝气不疏，情志不畅，以致冲任不能相资，肝郁克脾，脾伤不能通冲脉而带、任、督脉失调，胎孕不受。患者素性急躁易怒，盼子心切，情志不畅，肝气郁结，疏泄失常，血气不和，冲任不能相资，血海蓄溢失常，引起月经不调，进而导致不孕。肝失疏泄，血海失司，则月经愆期，经量多少不定。肝郁气滞，故经前乳房胀痛，胸胁不舒，少腹胀痛。舌红，苔薄，脉弦为肝郁之征。方中芍药以敛肝止痛，白术、茯苓健脾益气，泽泻淡渗利湿，当归、川芎调肝养血。诸药合用，共奏肝脾两调，补虚渗湿之功。三诊，运用大量补肾安胎药及血肉有情之品，共奏补肾益气，固冲安胎之功。

[案例五]

段某，女，30岁，已婚，于2015年1月9日初诊。

主诉：计划妊娠。

现病史：11岁月经初潮，既往月经周期规律，量少数年。2014年2月因胚胎停育行人工流产术。末次月经：2015年1月2日，量少，偶有痛经，经前乳房胀痛。近一年月经周期变短，20~25日一行，经期延长7~9天，量少，色淡质稀，偶有腰酸，气短懒言，四肢不温，二便正常，舌淡胖，苔薄白，脉缓弱。

中医诊断：不孕症（脾肾两虚型）。

西医诊断：不孕症。

治法：滋阴养血，补肾填精。

处方：

龙 骨 30g	牡 蛎 30g	苍 术 20g	川 断 20g
海螵蛸 20g	地榆炭 30g	旱莲草 30g	山萸肉 15g
白 芍 20g	阿 胶 10g		

水煎服，日1剂，早晚饭后服用。

二诊：2015年3月12日。末次月经：2015年2月22日。予益肾疏肝方加当归芍药散：

柴 胡 10g	郁 金 10g	香 附 20g	茯 苓 20g
苍 术 20g	川楝子 15g	荔枝核 15g	当 归 20g
枳 壳 10g	莲 子 15g	白 芍 30g	白 术 30g
泽 泻 15g	川 芎 10g		

水煎服，日1剂，早晚饭后服用。

依月经规律，调整方药，并结合脾肾两虚病证，注重健脾益肾，固冲益气。依此法，服药5月。

复诊：2015年8月16日。测孕酮：43.50ng/ml，特异性绒毛促性腺激素：40063.02IU/L。方用寿胎丸加减口服保胎治疗：

桔 梗15g	麦 冬15g	苍 术20g	阿胶珠10g
黄 芪30g	党 参20g	山萸肉15g	菟丝子50g
生杜仲20g	续 断20g	白 术20g	甘 草5g

水煎服，日1剂，早晚饭后服用。

按：患者脾气虚陷，冲任不固，血失统摄，故月经周期变短，经期延长；脾虚气血化源不足，故经色淡而质稀；脾虚中气不足，故神疲体倦，气短懒言；脾主四肢，脾虚则四肢失于温煦，故四肢不温；舌淡胖，苔薄白，脉缓弱，为脾虚之象。脾为后天之本，后天不足，长此以往，久必累及先天，肾藏先天之精，腰为肾之府，故腰酸。用药时，一诊，注重补脾益肾，补气生血，补其不足。二诊，根据人体自身月经的阴阳变化规律，调整月经周期，平调阴阳。发现患者妊娠后，即以寿胎丸保胎治疗。

[案例六]

高某，女，28岁，已婚，于2010年7月9日初诊。

主诉：未避孕未怀孕3年。

现病史：两次胚胎停育史，两次皆有阴道少量鲜红色流血，伴腰酸。2010年6月查葡萄糖测定，C肽测定，胰岛素测定，存在胰岛素抵抗。既往月经不规律，14岁月经初潮，月经延后，初时35日一行，近两年来近60日一行。形体肥胖，体重75kg，身高160cm，黑棘皮症（+）。平素头晕乏力，阴雨天加重，晨起时喉中偶有黏痰，舌淡胖，苔白腻，脉滑。

中医诊断：不孕症（痰湿型）。

西医诊断：继发性不孕症。

治法：燥湿化痰，理气调经。

处方：苍 术20g　　胆南星15g　　青 皮15g　　清半夏10g

| 炙远志 10g | 鳖　甲 15g | 浙贝母 20g | 川牛膝 20g |
| 丹　参 20g | 白芥子 5g | | |

水煎服，日 1 剂，早晚饭后服用。

二诊：2010 年 11 月 8 日。以上方为基础方调整月经，现患者处于月经经间期。经间期多以温阳滋阴，补肾益气，活血通络为主，以促进卵子排出，经前期多以补肾温阳，滋阴益精，益气养血为主。

方用：

当　归 20g	川　芎 20g	生地黄 15g	生杜仲 20g
丹　参 20g	香　附 15g	巴戟肉 15g	山　药 15g
山萸肉 10g			

水煎服，日 1 剂，早晚饭后服用。并嘱患者合理饮食，多吃青菜，少饮酒，规律休息，增加运动，调畅情志。

依月经规律，调整方药，并结合患者痰湿体质，注重燥湿化痰理气调经。依此法，服药 5 月。

复诊：2011 年 5 月 1 日。自觉恶心、厌食，自测尿妊娠试验阳性。方用寿胎丸加减口服保胎治疗。

方用：

桔　梗 15g	麦　冬 15g	甘　草 5g	阿胶珠 10g
黄　芪 30g	党　参 20g	山萸肉 15g	菟丝子 50g
生杜仲 20g	续　断 20g	白　术 20g	苍　术 20g

水煎服，日 1 剂，早晚饭后服用。

按：患者属肥胖之人，痰湿内盛，壅阻气机，闭阻冲任胞脉，不能摄精成孕，故婚久不孕；经行延后，痰湿中阻，清阳不升，则头晕，湿阻气机，故乏力；阴雨天，大自然之湿气助人身之湿气，故症状加重，湿浊下注，故带下质黏；舌淡胖，苔白腻，脉滑，为痰湿内盛之征。方中苍术、半夏、胆南星、白芥子燥湿化痰；鳖甲、浙贝母软坚散结，化痰通络；远志交通心肾，宁心安神；青皮、川牛膝、丹参行气活血。痰湿去则冲任、血海自无阻隔，而获通经之效。诸药合用，共奏燥湿化痰，理气调经之功。发现患者妊娠后，即以寿胎丸治疗。

[案例七]

李某，女，30岁，已婚，于2014年6月20日初诊。

主诉：计划妊娠5年，计划试管失败。

现病史：2014年5月份行试管婴儿失败。自诉2013年异位妊娠，行异位妊娠腹腔镜手术。2010年胎停一次。有子宫腺肌病病史。末次月经：2014年6月13日。16岁月经初潮，月经不规律，月经后期，40日一行，量少，色淡，腰痛，经行腹痛，平素四肢不温，面色晦暗，舌黯，苔白滑，脉沉迟无力。

中医诊断：不孕症（肾阳虚型）。

西医诊断：继发性不孕症。

治法：温肾助阳，填精助孕。

处方：
延胡索15g	乌药15g	枳壳10g	防己15g
砂仁15g	茯神15g	肉桂5g	白芍15g
苍术15g	清半夏10g	仙灵脾20g	仙茅15g
巴戟天15g	覆盆子20g	益智仁15g	生甘草10g

水煎服，日1剂，早晚饭后服用。

二诊：2014年7月21日。末次月经：2014年7年7日，5日血止，经前阴道少量褐色分泌物5日，痛经减轻。以上方为基础方调整月经，经间期多以温阳滋阴，补肾益气，活血通络为主，以促进卵子排出。

方用：
| 太子参20g | 苍术20g | 鳖甲15g | 大贝15g |
| 益智仁15g | 牡蛎20g | 夏枯草20g | 茯神15g |

水煎服，日1剂，早晚饭后服用。

复诊：2014年10月29日。末次月经9月3日，10月1日测孕酮：44.93ng/ml，特异性绒毛促性腺激素：192.30IU/L，雌二醇：165.56pg/ml，10月3日测孕酮：>60ng/ml，特异性绒毛促性腺激素：242.96IU/L，雌二醇：1286.5pg/ml。方用寿胎丸加减口服保胎治疗。

方用：
| 桔梗15g | 麦冬15g | 甘草5g | 阿胶珠10g |
| 黄芪30g | 党参20g | 山萸肉15g | 菟丝子50g |

生杜仲20g　　续　断20g　　白　术20g　　苍　术20g

水煎服，日1剂，早晚饭后服用。

按：患者肾阳不足，命门火衰，冲任失于温煦，不能摄精成孕。阳虚气弱，不能生血行血，冲任亏虚，血海不能按时满盈，故使月经后期，量少色淡；肾阳不足，命门火衰，胞脉失煦，故腰痛，经行腹痛；平素四肢不温，面色晦暗，舌暗，苔白滑，脉沉迟无力，为肾阳不足之征。从肾阳虚论治，采用补肾助阳治疗，并考虑其计划妊娠加入促排卵药物，中医认为排卵前机体多处于阴偏盛、阳偏衰的状态，排卵后则相反，排卵则是这两种状态的枢纽，使用药物促进机体由阴偏盛向阳偏盛的转化，促进其排卵，可取得良好的效果。

[案例八]

王某，女，35岁，已婚，于2015年6月9日初诊。

主诉：未避孕未怀孕近2年。

现病史：婚3年，2007年初孕8周⁺，胚胎停育，2013年又胚胎停育，后未孕。夫妻二人查染色体未见异常，男子精液常规正常。13岁月经初潮，月经不规律，量时多时少，色鲜红，有血块，无痛经，经前乳房胀痛，平素倦怠乏力，腰膝酸软，舌黯脉沉。

中医诊断：不孕症（肾气虚型）。

西医诊断：继发性不孕症。

治法：补肾益气，填精益髓。

处方：桂　枝15g　　龙　骨20g　　杜　仲20g　　小通草5g

　　　川　芎10g　　郁　金15g　　丹　参20g　　巴戟天15g

　　　山　药20g　　牡　蛎20g　　酒萸肉15g　　赤　芍15g

　　　当　归15g　　地　黄15g　　醋香附15g

水煎服，日1剂，早晚分服。

二诊：2015年8月28日。以上方为基础方调整月经，查性腺激素六项：FSH：45.08IU/L；LH：29.78IU/L；PRL：8.14ng/ml；E_2：44.75pg/ml；P：0.43ng/ml；T：28.96ng/dl，提示卵巢早衰。月经后期治法多以滋阴养血，补肾填精，滋肾

疏肝为主。经间期多以温阳滋阴，补肾益气，活血通络为主，以促进卵子排出。经前期多以补肾温阳，滋阴益精，益气养血为主。末次月经：2015年8月16日。根据月经周期规律，方用前方加黄芩15g、仙灵脾20g。水煎服，日1剂，早晚饭后服用。

依月经规律，调整方药，并结合卵巢早衰倾向，于经后期使用调经助孕颗粒。依此法，服药3月。

复诊：2015年11月21日。自测尿妊娠试验阳性，孕酮：44.61ng/ml，特异性绒毛促性腺激素：7885.40IU/L。方用寿胎丸加减。

方用：
桔　梗 15g	麦　冬 15g	甘　草 5g	阿胶珠 10g
黄　芪 30g	党　参 20g	山萸肉 15g	菟丝子 50g
生杜仲 20g	续　断 20g	白　术 20g	苍　术 20g

水煎服，日1剂，早晚饭后服用。

按： 本患者胎停2次后婚久不孕。属肾气不足，冲任虚衰，不能摄精成孕而致不孕；冲任失调，血海失司，故月经不调，量时多时少；腰为肾府，肾主骨生髓，肾虚致腰酸腿软；舌暗，苔薄白，脉沉细，为肾气不足之征。一诊，采用补肾活血方法治疗，促进卵泡发育，进而改善卵巢功能。二诊：属于经前期，根据月经规律，多以补肾温阳，滋阴益精，益气养血为主。发现患者妊娠后，即以寿胎丸治疗。

[案例九]

杨某，女，32岁，已婚，于2010年7月9日初诊。

主诉：未避孕未怀孕2年。

现病史：曾孕4次，第1次因不慎接触化学药品，选择人流；第2次怀孕7周后见胎心，9周时胎心消失；第3次怀孕因身体不适，检查时不慎做了X线检查，时停经35日，选择流产；其后3年多再次怀孕，积极保胎治疗，不效。15岁月经初潮，月经不规律，月经后期，初时40日一行，近两年来近55日一行，量时少时多，经色紫暗，夹有血块，每次经行腹部刺痛，拒按，婚后稍减。面色较暗，怕冷，舌紫黯，脉弦涩。

中医诊断：不孕症（血瘀型）。

西医诊断：继发性不孕症。

治法：活血化瘀，温经通络。

处方：小茴香10g　　干　姜10g　　延胡索15g　　没　药15g

　　　当　归15g　　川　芎10g　　肉　桂15g　　蒲　黄15g

　　　熟地黄15g　　香　附15g　　茯　苓20g　　陈　皮15g

　　　吴茱萸15g　　牡丹皮15g

水煎服，日1剂，早晚饭后服用。

二诊：2010年9月29日。以上方为基础方调整月经，其经前期多以补肾温阳，滋阴益精，益气养血为主。

方用：小茴香15g　　干　姜10g　　延胡索15g　　没　药15g

　　　当　归15g　　川　芎15g　　肉　桂15g　　赤　芍15g

　　　蒲　黄15g　　丹　参15g

水煎服，日1剂，早晚饭后服用。

复诊：2011年3月2日。患者出现阴道少量流血伴腰酸，自测尿妊娠试验阳性，方用寿胎丸加减口服保胎治疗。

方用：桔　梗15g　　麦　冬15g　　甘　草5g　　阿胶珠10g

　　　黄　芪30g　　党　参20g　　山萸肉15g　　菟丝子50g

　　　生杜仲20g　　续　断20g　　白　术20g

水煎服，日1剂，早晚饭后服用。

按：患者瘀血内停，冲任受阻，胞脉不通，则致多年不孕；瘀阻冲任，气血不畅，血海不能如期满溢，故经行后期量少，色紫有块，腹痛拒按；舌紫黯，脉弦涩，均为瘀血内阻之征。一诊，方中诸药合用，共奏活血化瘀，温经通络之功。二诊，方中小茴香、干姜、肉桂温经散寒；当归、川芎、赤芍养血活血行瘀；没药、蒲黄、延胡索活血化瘀止痛；丹参活血养心安神。三诊，发现患者妊娠后，即以寿胎丸加减保胎治疗。

[案例十]

杨某，女，30岁，已婚，于2012年10月9日初诊。

主诉：未避孕未怀孕1年余。

现病史：婚9年胚胎停育2次。15岁月经初潮，月经欠规律，月经后期，初时37日一行，近两年来近44日一行，平时带下量多，腰痛，腹冷肢寒，每至立秋，手足始冷，性欲淡，小便频数，舌淡，苔白滑，脉沉迟无力。

中医诊断：不孕症（肾阳虚型）。

西医诊断：继发性不孕症。

治法：温肾助阳，化湿固精。

处方：巴戟天15g　　菟丝子30g　　肉　桂15g　　仙灵脾20g

　　　杜　仲15g　　白　术15g　　山　药15g　　芡　实15g

　　　党　参15g　　艾　叶15g　　吴茱萸10g　　仙　茅15g

水煎服，日1剂，早晚饭后服用。

二诊：2012年12月29日。以上方为基础方调整月经，其经间期多以温阳滋阴，补肾益气，活血通络为主，以促进排卵。方用原方加鸡血藤15g、泽兰15g、益母草15g。水煎服，日1剂，早晚饭后服用。

复诊：2013年3月2日。停经60日余，自觉怀孕自测尿妊娠试验阳性。方用寿胎丸加减口服保胎治疗。

方用：桔　梗15g　　麦　冬15g　　甘　草5g　　阿胶珠10g

　　　黄　芪30g　　党　参20g　　山萸肉15g　　菟丝子50g

　　　生杜仲20g　　续　断20g　　白　术20g　　苍　术20g

水煎服，日1剂，早晚饭后服用。

按：患者肾阳不足，命门火衰，冲任失于温煦，不能摄精成孕，故致不孕；肾阳虚，气化失常，水湿内停，伤及任带，故带下量多；肾阳不足，命门火衰，胞脉失煦，故腰痛，腹冷肢寒，性欲淡；肾阳不足，气化失常，关门不固，故小便频数；舌淡，苔白滑，脉沉迟无力，为肾阳不足之征。方中巴戟天、仙茅、菟丝子、杜仲补肾助阳而益精气；肉桂、吴茱萸温肾助阳以化阴；党参、白术健脾益气而除湿；山药、芡实补肾摄精而止带。全方共奏温肾助阳，填精助孕之功。

[案例十一]

宋某，31岁，女，已婚，于2013年9月20日初诊。

主诉：计划妊娠2年。

现病史：患者两年前于孕50余日时自然流产1次，后未避孕亦未孕。2009年因左卵巢囊肿行卵巢囊肿剥除术。有盆腔炎病史多年。末次月经：9月9日，量中。B超检查提示盆腔少量积液。腰酸，带下量多，便溏，经前腹痛乳胀，舌暗红，舌边有瘀点瘀斑，脉沉细涩。

中医诊断：不孕（湿瘀内结型）。

西医诊断：继发性不孕。

治法：活血散瘀消结，健脾祛湿调经。

处方：

当 归15g	川 芎15g	炒赤芍15g	牡丹皮10g
黄 芪20g	茯苓皮15g	白 术10g	熟 地15g
制大黄9g	红 藤15g	败酱草30g	桔 梗15g
夏枯草20g	桃 仁10g	甘 草15g	

水煎服，日1剂，早晚饭后服用。

二诊：2013年10月3日。服上药后诸症略轻，经期将至改予和血疏肝药。

方用：

当 归15g	川 芎15g	熟 地15g	白 芍20g
夏枯草20g	益母草10g	郁 金15g	延胡索10g
鸡血藤10g	制香附15g	炒川楝子15g	红 藤30g
败酱草30g			

水煎服，日1剂，早晚饭后服用。

三诊：2013年10月11日。服前方后，经前腹痛乳胀明显减轻。此次经行5日，色暗红，量适中。刻诊偶有腰酸。

方用：

当 归15g	炒赤芍15g	川 芎20g	熟 地15g
黄 芪20g	茯 苓15g	白 术15g	山 药25g

夏枯草 20g   红 藤 30g   败酱草 30g   川续断 15g

杜 仲 15g   制巴戟 15g

水煎服，日 1 剂，早晚饭后服用。

四诊：2013 年 10 月 25 日。B 超示子宫附件未见异常。基础体温双相。依上法服药调治。

2014 年 2 月 12 日复诊，末次月经：1 月 8 日，月经愆期，尿妊娠试验阳性。

按：此系胞络受损，脾虚湿聚，日久湿瘀内结，冲任胞脉闭阻，不能摄精成孕所致。治疗以活血散瘀消结，健脾祛湿为主要方法。初诊，以当归、川芎、炒赤芍、牡丹皮养血活血行瘀；黄芪、茯苓皮、白术健脾利水，通阳化气；红藤、败酱草清热解毒，活血祛瘀；桔梗宣肺理气祛湿；夏枯草配伍活血药起化瘀散结作用；制大黄逐瘀通经。二诊，经期将至予以当归、川芎活血化瘀，养血调经；熟地补肾养血填精；白芍和血敛阴，柔肝止痛；益母草活血调经；制香附、郁金、延胡索疏肝理气止痛；鸡血藤养血活血；炒川楝子疏肝行气；红藤、败酱草祛瘀解毒。三诊，为经后，继用活血化瘀的同时，配伍川续断、炒杜仲、制巴戟肉、熟地补益肝肾，填精益髓；黄芪、茯苓、白术、山药益气健脾渗湿；夏枯草散结消瘀。脾肾同治，故能受孕。

[案例十二]

黄某，女，37 岁，已婚，于 2010 年 9 月 19 日初诊。

主诉：计划妊娠 3 年未孕。

现病史：婚后 3 年余未孕，妇科检查及超声检查无异常，男方精液检查正常。月经后期，经量极少，色淡，常需口服黄体酮始行。平素带下量多，偶有下腹疼痛，腰酸乏力，面色晦暗，便稀，舌淡，苔白腻，脉沉无力。

中医诊断：不孕（肾阳虚型）。

西医诊断：原发性不孕。

治法：温肾助阳，填精助孕。

处方：盐杜仲 20g   巴戟天 15g   淫羊藿 15g   当 归 10g

川 芎 10g   熟 地 15g   党 参 25g   茯 苓 20g

| 山　药 20g | 醋香附 15g | 酒萸肉 10g | 丹　参 20g |
| 鸡血藤 15g | 浙贝母 15g | 玄　参 20g | 夏枯草 15g |

水煎服，日 1 剂，早晚饭后服用。

二诊：2010 年 10 月 2 日。月经未潮，带下量减少，下腹坠痛缓解，腰酸乏力、便稀均改善，舌淡，苔白腻，脉沉。

方用：盐杜仲 20g　　巴戟天 15g　　淫羊藿 15g　　当　归 15g

川　芎 20g	熟　地 15g	丹　参 20g	醋香附 15g
酒萸肉 15g	鸡血藤 15g	夏枯草 15g	赤　芍 20g
山　药 20g	茯　苓 15g	党　参 20g	制首乌 15g
浙　贝 15g	玄　参 20g		

水煎服，日 1 剂，早晚饭后服用。

三诊：2010 年 10 月 16 日。月经于 10 月 9 日来潮，经期 4 天，自觉带下量明显减少，下腹坠痛明显缓解，无腹胀感，偶有腰酸乏力，舌淡，苔薄，脉沉。

方用：仙　茅 15g　　酒萸肉 15g　　烫狗脊 15g　　覆盆子 20g

巴戟天 15g	盐杜仲 20g	淫羊藿 20g	盐益智仁 20g
鹿角霜 20g	枸杞子 20g	茯　苓 20g	夏枯草 15g
鸡血藤 15g	丹　参 20g	当　归 15g	川　芎 20g
醋香附 15g			

水煎服，日 1 剂，早晚饭后服用。

此后依上述一、二、三诊的周期用药方案 8 个月后，末次月经为 2011 年 5 月 8 日，尿妊娠试验阳性。患者于 2012 年 2 月 15 日，剖宫产一健康女婴。

按：此系肾阳虚，命门火衰，冲任失于温煦，胞脉虚寒不能摄精成孕，治疗以温肾助阳，填精助孕为主要方法。初诊，以杜仲、巴戟天、淫羊藿补肾阳、益精气；当归、川芎、香附、鸡血藤活血养血调经；党参、茯苓、山药健脾益气而除湿。二诊，在一诊的基础上注重调经促孕，当归、川芎补血行气，和血调经，以畅通气血；赤芍活血散瘀；丹参、香附相须为用，活血通络、调畅气血；生杜仲、山茱萸、巴戟天补肝肾、益精血、调冲任；制何首乌补肝肾、益精血；炒山药补脾益气，顾护气血生化之源。三诊，为经后第 3 天，血海空虚，在活血行气，补血调经的基础上以鹿角霜温肾助阳，大补气血；仙茅、烫狗脊、巴戟天、盐杜仲、淫羊藿补肝肾，强筋骨；覆盆子、盐益智仁、枸杞子补肾益精；茯苓健脾通阳渗湿。诸药合用，补而不滞，滋而不腻，养血活血，调补冲任，益肾调经而摄精成孕。

[案例十三]

孙某，女，31 岁，已婚，于 2012 年 8 月 10 日初诊。

主诉：计划妊娠 2 年未孕。

现病史：患者已婚 5 年，曾行 4 次人工流产术，末次人流术后 2 年未孕。末次人流时间为 2010 年 5 月，而后月经量较前减少，月经逐渐错后，现闭经近半年，口服西药建立人工周期则月经来潮，形体肥胖，面色㿠白，头晕，时常胸闷，带下量多，色白质黏稠，舌淡，苔白腻，脉滑。无排卵，配偶生殖功能正常。

中医诊断：不孕（痰湿型）。

西医诊断：继发性不孕。

治法：燥湿化痰，理气调经。

处方：苍　术 20g　　香　附 15g　　青　皮 15g　　清半夏 15g
　　　柴　胡 15g　　桔　梗 15g　　枳　壳 15g　　三　棱 15g
　　　莪　术 15g　　川牛膝 15g　　白芥子 5g　　胆南星 15g
　　　甘　草 15g

水煎服，日 1 剂，早晚饭后服用。

二诊：2012 年 8 月 18 日。服药后，自觉头晕、胸闷有所缓解，舌淡，苔白腻，脉滑。在前方的基础上加丹参 20g、当归 20g、川芎 10g、益母草 15g、浙贝母 15g。水煎服，日 1 剂，早晚饭后服用。

三诊：2012 年 8 月 25 日。服药后 8 月 22 日来月经，量多，正值经期第 4 天，腹胀，其他无不适。

方用：
当 归 25g	川 芎 20g	香 附 15g	茯 苓 20g
枳 壳 15g	益母草 30g	柴 胡 15g	白 芍 15g
熟 地 20g	牛 膝 15g	丹 参 20g	杜 仲 20g
续 断 30g	甘 草 10g		

水煎服，日1剂，早晚饭后服用。

四诊：2012年9月2日。服前方后患者无明显不适，带下量适中。

之后按上述治疗方案周期性用药3个月。11月25日，自查尿妊娠试验阳性。

按： 该患者婚后数次堕胎，损伤冲任胞宫，而致月经错后，量少，甚则闭经；肥胖之人，痰湿内盛，气机不畅，则冲任阻滞，脂膜壅塞于胞而致不孕；痰湿中阻，清阳不升，则面色㿠白，头晕；痰湿停于心下，则胸闷；湿浊下注，故带下量多，色白质黏无臭；苔白腻，脉滑，均为痰湿内蕴之征。素体肥胖，加上脾胃虚弱，痰湿内生，阻塞胞络，可致月经错后或经闭而不孕。治疗以燥湿化痰，理气调经为主要方法。初诊以苍术、清半夏燥湿化痰理气；香附、青皮行气行滞解郁；桔梗、枳壳一升一降，宽胸行气；三棱、莪术破血行气；川牛膝活血祛瘀通经；白芥子、胆南星宽胸利气化痰湿；甘草益气健脾和中，调和诸药。二诊时方药已初见成效，在原方基础上再予以当归、川芎活血化瘀，养血调经；丹参活血化瘀；益母草活血调经；浙贝母配伍活血药散结消瘀。三诊正值经期，继用健脾渗湿药及活血化瘀药的同时，配伍续断、杜仲补肝肾，益精血。燥湿化痰理气，使痰湿去、经血调故能受孕。

[案例十四]

申某，女，27岁，已婚，于2015年8月26日初诊。

主诉： 计划妊娠3年未孕。

现病史： 患者婚后3年未避孕未孕。平素月经不规律，乳头有少量溢乳，2013年7月外院检查发现PRL：125ng/ml，MRI检查未发现垂体瘤，垂体高6.9mm。医生建议口服溴隐亭，服药后月经尚规律，停药后症状反复，月经稀发甚至闭经。患者来诊时月经已有两个月未至，有少量溢乳，偶有头痛，胸胁不舒，舌暗，苔薄，脉弦。我院超声检查子宫附件无异常；性激素六项检查结果：LH：14.9mIU/ml，FSH：8.2mIU/ml，PRL：118ng/ml。

中医诊断：不孕（肝郁型）。

西医诊断：原发性不孕，高泌乳素血症。

治法：疏肝解郁，理血调经。

处方：

当 归 15g	青 皮 15g	浙贝母 15g	枳 壳 10g
桔 梗 15g	川牛膝 20g	白 芍 15g	郁 金 15g
赤 芍 15g	川 芎 15g	远 志 15g	茯 神 15g
半 夏 15g	紫苏叶 10g	香 附 15g	鳖 甲 5g
通 草 5g			

水煎服，日1剂，早晚饭后服用。

二诊：2015年9月2日。服前方后，溢乳症状消失，头痛、胸胁不适症状明显缓解，乳房略有涨感。

方用：

当 归 20g	青 皮 15g	浙贝母 20g	枳 壳 10g
桔 梗 15g	川牛膝 20g	赤 芍 15g	白 芍 15g
川 芎 15g	远 志 15g	茯 神 15g	香 附 15g
穿山龙 15g	覆盆子 15g	生杜仲 15g	夏枯草 15g
通 草 10g			

水煎服，日1剂，早晚饭后服用。

三诊：2015年9月9日。昨日开始阴道少量血性分泌物至今，无泌乳及其他不适症状。

方用：

当 归 20g	生 地 15g	白 芍 15g	青 皮 15g
山茱萸 15g	川牛膝 20g	赤 芍 20g	丹 参 15g
川 芎 15g	远 志 15g	香 附 20g	巴戟肉 15g

水煎服，日1剂，早晚饭后服用。

四诊：2015年9月16日。服前方后于9月12日月经来潮，量少，色暗红，经期4日，无不良主诉。

患者按上述治疗思路用药 2 个月后，月经均按时来潮，复查 PRL 降至正常，溢乳症状消失。于 11 月 20 日自测尿妊娠试验阳性。

按：初诊以香附疏肝解郁；当归、白芍柔肝养血；青皮、枳壳理气疏肝行滞；浙贝母清热散结；桔梗理气行滞，川牛膝活血通经，两药配伍，既行血分瘀滞，又解气分郁结；郁金行气解郁化瘀；川芎、赤芍活血化瘀；半夏消痞散结；远志、茯神宁心安神；通草清热通经；紫苏叶宽中行气；鳖甲软坚散结。二诊时方药已初见成效，在原方剂量有所调整的基础上再予以穿山龙活血通络；覆盆子、生杜仲补肾益精；夏枯草散结消瘀。三诊时，阴道出现少量血性分泌物已 2 天，无泌乳及其他不适症状，予以当归、白芍柔肝养血；青皮疏肝行滞；山茱萸补益肝肾；川牛膝、赤芍、丹参活血祛瘀通经；川芎活血行气；香附理气解郁调经；巴戟肉补肝肾，益精血。整个治疗过程围绕疏肝理气的主线，气血共治，使行气不伤血，散郁不留瘀，肝气条达，气血调和，冲任通盛，故能有孕。

[案例十五]

袁某，女，32 岁，已婚，于 2014 年 8 月 17 日初诊。

主诉：计划妊娠 2 年余。

现病史：患者 2 年来未避孕一直未孕。三年前曾于孕 51 日时发生难免流产而在当地医院行清宫术，术后恶露淋漓 10 余日。平时常感下腹部隐痛，腰酸，经前乳房胀痛。上月在本院行子宫输卵管造影提示双侧输卵管炎症梗阻。末次月经为 2014 年 7 月 15 日，平素月经不甚规律，周期经常延后 7 日以上，经期 3 天，经量少，色暗。来诊时月经即将来潮，小腹及乳房胀痛，腰酸，舌质黯，舌边有瘀点，脉弦涩。

中医诊断：不孕症（血瘀型）。

西医诊断：继发性不孕。

治法：活血化瘀，调经通络。

| 处方：水 蛭 | 5g | 生黄芪 | 15g | 红 藤 | 30g | 败酱草 | 30g |
| 三 棱 | 10g | 莪 术 | 10g | 皂角刺 | 10g | 茯 苓 | 15g |

赤 芍 15g   当 归 15g   桃 仁 6g   穿山甲 10g

水煎服，日 1 剂，早晚饭后服用。

二诊：2014 年 8 月 25 日。服前方后第 2 日，月经来潮，量中等，5 日经净，乳房胀痛及腹痛已除，腰酸减轻。

方用：熟 地 12g   菟丝子 30g   续 断 15g   生黄芪 15g

红 藤 30g   败酱草 30g   皂角刺 10g   穿山甲 10g

赤 芍 10g   当 归 15g   水 蛭 5g

水煎服，日 1 剂，早晚饭后服用。

三诊：2014 年 9 月 3 日。月经后至今腹痛未作，略感腰酸，再拟补肾活血调冲方：

菟丝子 30g   仙灵脾 10g   巴戟天 15g   续 断 15g

丹 参 15g   赤 芍 15g   当 归 15g   红 藤 30g

败酱草 30g   皂角刺 10g   穿山甲 10g   生黄芪 15g

水 蛭 5g

水煎服，日 1 剂，早晚饭后服用。

如此调理 4 个月，末次月经为 11 月 17 日，12 月 27 日患者查尿妊娠试验阳性。

按：此系瘀血内阻，冲任不畅，胞络闭塞，以致不能摄精成孕。治疗以活血化瘀，清热通络为主要方法。初诊，以水蛭破血逐瘀，通络止痛；生黄芪补气散瘀；红藤、败酱草清热解毒，祛瘀止痛；三棱、莪术破血行气；皂角刺消肿排脓；赤芍、当归、桃仁活血化瘀；穿山甲活血通络散结。二诊时，月经已来潮，诸症皆有缓解，治拟滋肾活血化瘀方，在一诊方的基础上加上熟地、菟丝子、续断补肾气，益精血。三诊，于月经中期再予以补肾活血，调冲促孕药，菟丝子、仙灵脾、巴戟天益肾填精促孕，再配合活血化瘀药，使瘀邪去，胞络通，肾精充而得受孕。

（二）妇人腹痛

妇女不在行经、妊娠及产后期间发生小腹或少腹疼痛，甚则痛连腰骶者，称为"妇人腹痛"，亦称"妇人腹中痛"。主要机理为冲任虚衰，胞脉失养，"不荣则痛"；及冲任阻滞，胞脉失畅，"不通则痛"。临床常见的有肾阳虚衰、血虚失荣、气滞血瘀、湿热蕴结及寒湿凝滞等类型。本病相当于西医学的盆腔炎、子宫颈炎、子宫肥大症及盆腔淤血症等引起的腹痛。

王秀霞老师在辨证分析时，首先辨其疼痛的部位、性质、程度及发作时间，结合全身症状、月经和带下的情况，以审其寒、热、虚、实。

[案例]

李某，44岁，于2014年4月2日初诊。

主诉：下腹部不规则疼痛近两年，加重1周。

现病史：下腹部不规则疼痛近两年，自述曾于外院做超声检查为子宫肌瘤多发，伴盆腔积液（未见化验单），近两月下腹部不规则疼痛，伴腰酸乏力。末次月经：3月20日。妇科检查：外阴发育良好，阴道畅，分泌物量多色黄，宫颈柱状光滑，子宫前倾前屈，活动度较好，双侧压痛（＋）。舌质红，苔白，脉滑数。

中医诊断：妇人腹痛（肾气不足，湿热瘀阻型）。

西医诊断：盆腔炎性疾病。

治则：清热利湿，活血补肾。

处方：苍　术 15g　　土茯苓 20g　　夏枯草 20g　　杜　仲 20g

覆盆子 15g　　牡　蛎 15g　　浙贝母 15g　　地　黄 20g

白　芍 15g　　桑寄生 15g　　金银花 20g　　甘　草 15g

水煎服，日1剂，早晚饭后服用。

二诊：2014年4月10日。腹痛、腰酸乏力有所减轻，分泌物量减少，色微黄，前方不变，继服7剂，服法同前。

三诊：2014年4月23日。腹痛明显减轻，腰酸乏力症状消失，末次月经：4月18日，言月经量较以前增多，舌红苔白，脉滑数。

方用：桔　梗 15g　　金银花 20g　　丹　参 20g　　延胡索 15g

苍　术 15g　　夏枯草 25g　　败酱草 15g　　冬瓜子 15g

　　　　土茯苓 15g　　　川楝子 15g　　　　郁　金 15g　　　覆盆子 15g

　　　　浙贝母 15g　　　甘　草 15g

　　水煎服，日 1 剂，早晚饭后服用。

（三）癥瘕

　　妇女下腹有结块，或胀，或满，或痛者，称为癥瘕。癥与瘕，其病变性质不同。癥，坚硬成块，固定不移，推揉不散，痛有定处，病属血分；瘕，痞满无形，时聚时散，推揉转动，痛无定处，病属气分。就其临床所见，初时常因气聚为瘕，日久则渐血瘀成癥，因此不能把癥瘕截然分开。故每以癥瘕并称。只是在辨证上孰轻孰重，各有所偏而已。

　　王秀霞老师在妇科癥瘕的治疗上具有独到的见解和临床的经验，取得非常显著的疗效。根据多年临床观察发现，对于妇科癥瘕的辨证，首先应观察患者的体质之壮实羸瘦，病之新起久患，辨别症之虚实；其次须触查结块的软硬，固定不移，辨病之在气在血；再则细询审查与其他脏腑经络的联系，辨有无其他疾患的合并症，据此确定治疗原则及理法方药。癥瘕为血结气蓄为患，血结则非攻散不破，气蓄则非疏理不行。破血消坚，理气化滞，为癥瘕的基本治法。

　　[案例一]

　　王某，女，25 岁，已婚，于 2015 年 1 月 5 日初诊。

　　主诉：停经 43 日，阴道少量流血伴右下腹部隐痛 2 日。

　　现病史：患者既往月经规律，28~30 日一行，末次月经：2014 年 11 月 24 日，自诉 2014 年 12 月 25 日自测尿妊娠试验阳性，2 日前无明显诱因出现阴道少量流血，色鲜红，伴右下腹部隐痛，遂来我院门诊就诊，查血 β-HCG：1443.00IU/L，盆腔超声：宫腔内未见卵黄囊，右附件区可见大小约为 1.3cm×1.4cm 的包块，考虑宫外孕可能，请结合临床。现患者阴道少量流血，伴右下腹部隐痛，恶心、饮食欠佳，睡眠尚可，二便正常，舌红，苔薄，脉弦滑。

　　西医诊断：异位妊娠。

　　治法：消癥杀胚，化瘀止血止痛。

处方：蜈　蚣 2 条　　天花粉 10g　　紫　草 10g　　三　棱 10g

　　　　莪　术 10g　　延胡索 10g　　肉　桂 10g　　牡　蛎 15g

　　　　丹　参 15g　　赤　芍 15g　　蒲黄炭 15g　　芦　根 15g

水煎服，日 1 剂，早晚饭后服用。

二诊：2015 年 1 月 12 日。患者自诉阴道少量流血，右下腹痛缓解，恶心缓解，睡眠欠佳，舌红，苔薄，脉弦滑。查血 β-HCG：133.00IU/L。

方用：蜈　蚣 2 条　　天花粉 10g　　紫　草 10g　　三　棱 10g

　　　　莪　术 10g　　延胡索 10g　　丹　参 15g　　赤　芍 15g

　　　　牡　蛎 15g　　蒲黄炭 15g　　肉　桂 10g　　芦　根 15g

　　　　远　志 15g

水煎服，日 1 剂，早晚饭后服用。

三诊：2015 年 1 月 20 日。患者自诉阴道无流血，无右下腹痛，无恶心，睡眠尚可。复查盆腔超声右附件区包块消失，血 β-HCG：2.7IU/L。

按：异位妊娠的中医发病机制为冲任不畅，孕卵异位着床。引起冲任不畅的因素很多，王秀霞老师认为，本病患者系因平素性情急躁，气机郁滞，冲任瘀阻，胞脉不畅，孕卵阻滞，不能运达胞宫，而成宫外妊娠。孕卵异位着床，冲任瘀阻，胞脉不畅，则出现右下腹部隐痛；血不归经则阴道少量流血，故在治疗原则上以消癥杀胚，化瘀止血止痛为主。用药上以蜈蚣、天花粉、紫草消癥杀胚；三棱、莪术、延胡索行气活血，消癥止痛；丹参、赤芍活血化瘀；牡蛎软坚散结；蒲黄炭化瘀止血；芦根降逆止呕。全方共奏消癥杀胚，化瘀止血止痛之效。

[案例二]

梅某，女，61 岁，于 2014 年 6 月 23 日初诊。

主诉：卵巢癌术后近 2 个月。

现病史：患者于 2014 年 4 月 18 日因卵巢癌于哈尔滨医科大学附属第一医院行卵巢癌肿瘤细胞减灭术。患者因心脏不适拒绝化疗，术后一个月口服中药扶正治疗。2014 年 6 月 12 日复查 CA125：95.86 U/ml，盆腔超声：目前盆腔未探及明显异常回声。患者现术后两个月，自觉胸闷，心悸，乏力，汗出，平素性情急躁易怒，食欲不佳，舌质淡黯，苔薄白，脉结代。

中医诊断：癥瘕（气滞血瘀型）。

西医诊断：卵巢癌术后。

治法：活血行气，破瘀消癥，扶正固本。

处方：当　归20g　　香　附20g　　牡丹皮15g　　苍　术15g

　　　莪　术15g　　枳　壳10g　　川楝子15g　　水　蛭15g

　　　桂　枝15g　　荔枝核15g　　桃　仁15g　　郁　金10g

　　　赤　芍10g　　柴　胡10g　　茯　苓20g　　莲　子10g

　　　三　棱15g　　鸡内金10g

水煎服，日1剂，早晚饭后服用。

二诊：2014年6月26日。患者自诉仍心悸，乏力，汗出，舌黯，苔薄白，脉结代。

方用：黄　芪30g　　半　夏15g　　党　参20g　　枸杞子10g

　　　白　芍15g　　防　风15g　　羌　活15g　　陈　皮15g

　　　茯　苓20g　　泽　泻15g　　柴　胡10g　　白　术15g

　　　黄　连5g　　生　姜3g　　大　枣10g　　菊　花10g

　　　甘　草10g

水煎服，日1剂，早晚饭后服用。

三诊：2014年7月7日。患者自诉症状缓解，舌质黯，苔薄白，脉结代。复查CA125：28.94 U/ml。

故方用：西洋参15g　　黄　芪30g　　瓜　蒌15g　　川楝子15g

　　　　丹　参10g　　郁　金15g　　荔枝核15g　　莲　子10g

　　　　当　归15g　　鸡内金15g　　桃　仁10g　　川牛膝20g

　　　　水　蛭15g　　柴　胡10g　　枳　壳15g

水煎服，日1剂，早晚饭后服用。

随访：患者服药后多次复查CA125，其值均在正常范围内，复查盆腔超声未见异常。

按： 王秀霞老师认为，卵巢癌术后复发的根本是正虚、邪滞，正所谓"正气存内，邪不可干"。因此，"扶正祛邪"应贯穿于调治的全过程，还应顾护脾胃，既要使坚破，又不使伤正。初诊以活血行气，破瘀消癥为主；当归、牡丹皮、桃仁、郁金、赤芍、川楝子等活血行气止痛；水蛭、三棱、莪术破血活瘀，通经散结；苍术、鸡内金、茯苓、莲子以健脾渗湿，宁心安神；半夏燥湿化痰，降逆止呕。二诊以扶正为主，黄芪、党参、白芍、防风、羌活健脾益气，柔肝止痛，扶正祛邪；陈皮、茯苓、泽泻、半夏、柴胡、白术疏肝健脾和胃，化痰宁心；黄连、菊花清热解毒；加枸杞子以补肾填精，滋水涵木。三诊全方共奏疏肝健脾，活血行气消癥，补气养血之功效，均体现了扶正与祛邪相通为妙，治标治本同施之方义。

[案例三]

余某，女，20 岁，于 2014 年 6 月 4 日初诊。

主诉： 发现右侧卵巢囊肿 1 年余。

现病史： 患者两年前因卵巢囊肿蒂扭转于哈医大一院行剖腹探查术，术后于 2013 年 5 月复查盆腔超声：于右侧附件区可探及大小为 80mm×61mm×92mm 的囊性区域，壁稍厚，透声佳，其内未见分隔，囊壁后方回声增强，其内可见 15mm×10mm 低回声。肿瘤标志物 CA125：10.44U/ml，CA199：3.71U/ml，CA724：4.14U/ml。性腺激素六项：FSH：1.80mIU/ml，LH：2.47mIU/ml，PRL：15.02ng/ml，E_2：275.46pg/ml，PRGE：3.50ng/ml，TSTO：29.00ng/dl。患者因年龄尚小，尚未生育，拒绝再次手术。平素月经 35~45 日一行，6 天血止，经量偏少，色黯，有血块，痛经，经前乳房胀痛，末次月经：5 月 8 日。平素带下量多，色黄，畏寒肢冷，烦躁易怒，腹冷腰酸，大便溏薄，舌质淡黯，脉沉弦。

中医诊断： 癥瘕（肾虚肝郁型）。

西医诊断： 右侧卵巢囊肿。

治法： 温肾疏肝，化瘀消癥。

处方： 淫羊藿 20g　　覆盆子 15g　　巴戟天 20g　　杜　仲 20g

柴　胡 20g　　郁　金 15g　　香　附 20g　　茯　苓 20g

荔枝核 15g　　王不留行 15g　　山茱萸 20g　　狗　脊 20g

桃　仁 15g　　夏枯草 20g

水煎服，日一剂，早晚饭后服用。

二诊：2014 年 6 月 28 日，患者自述末次月经：2014 年 6 月 19 日，经量中等，色红，血块减少，腹痛、腰酸、乳胀、畏寒等症状均有明显缓解。复查盆腔超声：右卵巢内可探及大小为 74.3mm×60.4mm 的无回声区，边界清晰，内部透声佳。舌黯，脉沉。

方用：淫羊藿 20g　　覆盆子 15g　　巴戟天 20g　　杜　仲 20g

柴　胡 20g　　郁　金 15g　　香　附 20g　　茯　苓 20g

荔枝核 15g　　王不留行 15g　　山茱萸 20g　　狗　脊 20g

桃　仁 15g　　夏枯草 20g　　远　志 15g　　鳖　甲 15g

浙贝母 20g

水煎服，日一剂，早晚饭后服用。

复诊：2014 年 9 月 26 日，患者自述近三个月月经规律，腹痛等症状基本消失，舌黯红，脉沉。复查盆腔超声：右附件区可探及 43.2mm×37.6mm 无回声区，边界清晰，内部透声佳。

方用：淫羊藿 20g　　覆盆子 15g　　巴戟天 20g　　杜　仲 20g

柴　胡 20g　　郁　金 15g　　香　附 20g　　茯　苓 20g

荔枝核 15g　　王不留行 15g　　山茱萸 20g　　狗　脊 20g

桃　仁 15g　　夏枯草 20g　　远　志 15g　　鳖　甲 15g

浙贝母 20g　　天　冬 15g　　穿山龙 15g　　当　归 20g

地　黄 20g

水煎服，日一剂，早晚饭后服用。

随访：按上方服药 3 个月，月经规律，复查盆腔超声：右附件区可探及 33.2mm×27.6mm 无回声区。停药 6 个月，囊肿未见增大。

按：本案患者系由肾阳不足，冲任失于温煦，胞宫虚寒，寒凝血滞，以及肝气郁结，瘀滞冲任，冲任气血不畅，胞脉停瘀所致。故宜采用温肾疏肝、化瘀消癥之法。《济阴纲目》中提出："善治癥瘕者，调其气而破其血，消其食而豁其痰，衰其大半而止，不可猛攻峻施，以伤元气。"故初诊以淫羊藿、巴戟天、杜仲温肾壮阳；以柴胡、郁金、香附、王不留行、桃仁疏肝行气，活血止痛；荔枝核行气散结，散寒止痛；夏枯草清肝火，散瘀结；茯苓利水渗湿，健脾宁心；山茱萸、覆盆子补益肝肾，收涩止带；狗脊补肝肾，强腰膝。二诊在原方基础上加制远志、鳖甲、浙贝母增强散结消癥之效。三诊加天冬、穿山龙、当归、地黄养阴补血，活血消癥以增强固本祛邪之效。

[案例四]

陆某，女，37岁，于2014年5月28日初诊。

主诉：下腹部胀痛2月余。

现病史：近2个月自觉下腹部胀痛，外院盆腔超声检查提示左卵巢旁可见4.1cm×4.3cm的无回声，子宫直肠窝处可见2.5cm×2.7cm的液性暗区。诊断：左卵巢囊肿伴盆腔积液。给予抗炎、对症治疗1个月症状未见明显改善。患者平素月经周期延后7~10天，色黯红，经量少，有血块，痛经。末次月经：5月3日。现患者自觉下腹部胀痛，伴腰酸乏力，带下量多，色白黏稠，偶恶心欲吐。患者形体肥胖，舌紫黯淡胖，苔白腻，脉沉而弦滑。

中医诊断：癥瘕（痰湿型）。

西医诊断：左侧卵巢囊肿；盆腔积液。

治法：燥湿化痰，消癥止痛。

处方：

苍　术20g	胆南星15g	青　皮15g	半　夏15g
远　志15g	鳖　甲15g	浙贝母15g	夏枯草20g
败酱草20g	金银花15g	桔　梗20g	延胡索15g
川楝子15g	鸡内金15g	土茯苓15g	丹　参20g
牛　膝15g	甘　草10g		

水煎服，日1剂，早晚饭后服用。

复诊：2015年6月20日，患者自述服药14剂后腹痛未作，6月7日月经来潮，量有增多，其余症状均有明显好转。

方用：

苍　术 20g	胆南星 15g	青　皮 15g	半　夏 15g
远　志 15g	鳖　甲 15g	浙贝母 15g	夏枯草 20g
金银花 15g	桔　梗 20g	延胡索 15g	川楝子 15g
鸡内金 15g	丹　参 20g	牛　膝 15g	神　曲 15g
枳　壳 15g	甘　草 10g		

水煎服，日1剂，早晚饭后服用。

按上方药服药2个月后，无明显不适，复查盆腔超声提示左卵巢旁可见2.2cm×2.7cm 的无回声，子宫直肠窝积液消失。随诊3个月囊肿未见增大。

按：综合本案患者首诊症状、体征及脉证，宜采用除湿化痰，消癥止痛之法，配以清热解毒，活血理气之品，增强祛瘀消癥利水之效。二诊加枳壳、神曲健脾消癥，增强破气散结之功。诸药合用，肝脾两调，气、血、水同治，扶正与祛邪并重，共奏养血柔肝，健脾化湿利水，活血化瘀消癥之功。

[案例五]

王某，女，31岁，已婚，于2015年5月8日初诊。

主诉：发现右侧卵巢巧克力囊肿术后复发近7日。

现病史：于2010年10月在外院行右侧卵巢巧克力囊肿剥除术，患者自诉于2015年5月1日在外院行盆腔超声检查：右侧卵巢巧克力囊肿（4.5cm×2.8cm），末次月经：2015年4月18日，经量适中，色黯红，痛经明显，胸闷，恶心，带下量多，色白黏稠，舌淡胖，苔白腻，脉弦滑。

中医诊断：癥瘕（痰湿型）。

西医诊断：右侧卵巢巧克力囊肿术后复发。

治法：健脾化痰，散结消癥。

处方：

苍　术 20g	胆南星 15g	白芥子 5g	半　夏 20g
青　皮 15g	延胡索 10g	鳖　甲 15g	浙贝母 20g
丹　参 20g	香　附 20g	仙灵脾 20g	夏枯草 20g
鸡内金 15g	瓦楞子 15g	通　草 15g	

水煎服，日1剂，早晚饭后服用。

二诊：2015年5月23日。患者自诉痛经仍明显，但经期腹泻。

方用：
苍 术 15g	延胡索 15g	乌 药 15g	枳 壳 15g
防 风 5g	砂 仁 15g	茯 神 15g	肉 桂 5g
半 夏 15g	白 芍 15g	山 药 15g	夏枯草 20g
浙贝母 15g	神 曲 15g	生甘草 10g	

水煎服，日1剂，早晚饭后服用。

三诊：2015年6月26日。患者自诉痛经明显缓解，胸闷、恶心症状消失，带下如常。故嘱其继续服用前方3个月经周期。

随访：患者连续服用中药3个月经周期后于外院复查盆腔超声，右侧卵巢巧克力囊肿稍有减小（4.0cm×2.5cm）。

按： 患者平素脾虚外加饮食不节，损伤脾胃，健运失职，湿浊内停，聚湿为痰，痰湿阻滞冲任胞脉，痰血搏结，渐积成癥，故下腹内有包块。痰湿阻滞冲任胞脉，经血运行不畅，不通则痛，故痛经；痰饮内结，则胸脘痞闷；痰阻中焦，则恶心；痰湿下注，则带下量多，色白黏稠；舌淡胖，苔白腻，脉弦滑为痰湿内阻之征。故治疗当以"健脾化痰，散结消癥"为主。一诊中苍术、胆南星、白芥子、半夏燥湿化痰止呕；鳖甲、浙贝母、瓦楞子、丹参、鸡内金化瘀散结消癥；青皮、香附、延胡索行气而化痰止痛；仙灵脾补肾阳以助脾阳，达到健脾除湿的目的；夏枯草、通草清热通利散结。二诊以延胡索、乌药、砂仁、枳壳增加行气止痛之功；苍术、半夏健脾燥湿化痰；夏枯草、浙贝母散结消癥；茯神、山药、神曲健脾止泻；白芍酸敛止痛；肉桂温补肾阳；甘草调和诸药。全方共奏健脾化痰除湿，温肾散结止痛之效。

[案例六]

王某，女，41岁，已婚，于2015年11月24日初诊。

主诉：体检发现右侧卵巢巧克力囊肿近2个月。

现病史：患者既往月经尚规律，35~40日一行，末次月经：2015年11月20日，3天血止，月经量少，色黯，有血块，痛经，经前乳房胀痛明显。2个月前患者于当地医院体检，查盆腔超声：右卵巢大小为 33mm×31mm，其内可见大小为 45mm×31mm、29mm×27mm 囊性回声，透声欠佳，可见浓密点状回声，提示为右侧卵巢巧克力囊肿。患者平素烦躁易怒，饮食欠佳。舌红，苔薄，脉沉弦。

中医诊断：癥瘕（气滞型）。

西医诊断：右侧卵巢巧克力囊肿。

治法：疏肝解郁，行气散结。

处方：苍　术 20g　　川楝子 15g　　枳　壳 15g　　三　棱 20g
　　　莪　术 20g　　柴　胡 20g　　郁　金 15g　　香　附 20g
　　　小茴香 20g　　茯　苓 20g　　桔　梗 15g　　神　曲 15g
　　　夏枯草 20g

水煎服，日 1 剂，早晚饭后服用。

二诊：2015 年 12 月 8 日。患者自诉饮食尚可，情绪明显改善，多梦。

故方用：苍　术 20g　　川楝子 15g　　枳　壳 15g　　三　棱 20g
　　　莪　术 20g　　柴　胡 20g　　郁　金 15g　　香　附 20g
　　　小茴香 20g　　茯　苓 20g　　桔　梗 15g　　神　曲 15g
　　　夏枯草 20g　　远　志 15g　　鳖　甲 15g　　浙贝母 20g

水煎服，日 1 剂，早晚饭后服用。

三诊：2015 年 12 月 22 日。患者在我院复查盆腔超声：右卵巢内可探及大小为 27.3mm×18.4mm 的无回声，边界清晰，内部透声欠佳。

故方用：苍　术 20g　　当　归 20g　　党　参 15g　　地　黄 20g
　　　川楝子 15g　　枳　壳 15g　　三　棱 20g　　莪　术 20g
　　　柴　胡 20g　　郁　金 15g　　香　附 20g　　小茴香 20g
　　　茯　苓 20g　　桔　梗 15g　　神　曲 15g　　浙贝母 20g
　　　远　志 15g　　鳖　甲 15g　　夏枯草 20g

水煎服，日 1 剂，早晚饭后服用。

按上方继续服药 2 个月经周期后，患者自诉无明显不适，复查盆腔超声提示右卵巢其内可见大小为1.4mm×2.1mm囊性回声，透声佳。

按： 王秀霞老师认为患者平素性情急躁，肝气郁滞，气血运行受阻，滞于冲任胞脉，日久化为癥瘕。经期气血下注，冲任气血不畅，胞脉更加瘀滞，不通则痛，故经行腹痛，经色黯，有血块；肝失疏泄，血海失司，则月经延期，经量多少不定；肝郁气滞，故经前乳房胀痛，烦躁易怒；肝郁犯脾，脾虚不运，故食欲欠佳。在治疗上当以疏肝解郁，行气散结为主。初诊以川楝子、枳壳除下焦之郁结，行气止痛；三棱、莪术行气破血，消癥散结；小茴香温经理气；柴胡、郁金、香附疏肝解郁，活血止痛；夏枯草清肝火，散郁结；桔梗行理气载药上行之功；苍术、茯苓健脾利湿；神曲健脾和胃。二诊加远志以养心安神助眠；鳖甲、浙贝母助散结消癥之效。三诊加当归、地黄、党参补血益气以扶正固本，以达祛邪而不伤正之效。全方共奏疏肝解郁，行气散结之效。

[案例七]

万某，女，33岁，已婚，于2015年6月8日初诊。

主诉： 半年前体检发现子宫肌瘤。

现病史： 近4个月，月经周期提前8~10日，小腹隐痛。13岁初潮，月经周期27~32日，经期5~7日，末次月经：2015年5月20日。平素经量偏多，色淡红，有血块，痛经，腰膝酸软，四肢酸麻，气短神疲。2015年6月5日复查盆腔超声显示：子宫大小约6.7cm×5.4cm×5.2cm，前壁肌瘤4.1cm×5.2cm低回声区，回声欠均匀。舌淡紫，有瘀点，苔薄白，脉沉细无力。

中医诊断： 癥瘕（气虚血瘀型）。

西医诊断： 子宫肌瘤。

治则： 非行经期宜扶正益气，活血散瘀，软坚散结。

处方： 党 参20g　　黄 芪15g　　三 棱15g　　莪 术15g

　　　　丹 皮15g　　当 归15g　　赤 芍15g　　刘寄奴15g

　　　　肉 桂5g　　　延胡索15g　　乌 药15g　　鳖 甲15g

　　　　穿山甲15g　　夏枯草20g

水煎服，日1剂，早晚饭后服用。

二诊：2015年6月17日。月经来潮，经量多，腹痛、腰酸明显减轻，精力稍振，行经期宜益气养血，活血止血。

处方：白　术15g　　党　参20g　　黄　芪20g　　龙　骨15g

　　　　牡　蛎15g　　白　芍15g　　海螵蛸20g　　续　断15g

　　　　茜　草15g　　阿　胶10g　　益母草15g

水煎服，日1剂，早晚饭后服用。

两剂交替服用两个月后，月经周期、经量均正常。盆腔超声显示子宫肌瘤较前缩小。随访至今，肌瘤未再增大。

按：本证属虚中夹实，以气虚与血瘀证候同时并见为特点。王秀霞老师主张分期施治，特别于行经期则避用攻逐之品，以防伤伐胞络。非行经期，用党参、黄芪扶正益气，取其"攻瘀不伤正"之意；三棱、莪术、丹皮、当归、赤芍、刘寄奴破血逐瘀；肉桂温经散寒；乌药、延胡索行气止痛；鳖甲、穿山甲、夏枯草活血化瘀，软坚散结。行经期予以补气升提，以固冲止血的安冲汤为主，方中龙骨、牡蛎、续断、海螵蛸、茜草益肾固冲止血，既收涩止血又能通瘀；白术、黄芪、党参补气健脾统血；白芍滋阴以藏血；阿胶补血，止血，滋阴；加益母草更达"止血不留瘀"之效。

[案例八]

王某，女，31岁，已婚，于2015年4月5日初诊。

主诉：月经量多，经期延长近4个月。

现病史：患者既往月经规律，28~30日一行，量色质正常，末次月经：2015年3月20日。近4个月来患者无明显诱因出现月经经期延长至9~11天，月经量明显增多，色暗红，夹大量血块，下腹胀痛，经前乳房胀痛。现患者精神抑郁，下腹胀痛，面色晦暗，口干不欲饮，舌紫黯，苔厚而干，脉弦涩。辅助检查：盆腔超声：子宫前壁扫及28mm×25mm低回声结节，考虑子宫肌瘤的可能性大。

中医诊断：癥瘕（气滞血瘀型）。

治法：行气破血，散结消癥。

处方：三　棱 15g　　莪　术 15g　　郁　金 10g　　牡　蛎 15g

　　　　鳖　甲 15g　　白　芍 20g　　夏枯草 20g　　土茯苓 10g

　　　　生甘草 10g

水煎服，日 1 剂，早晚饭后服用。

二诊：2015 年 4 月 15 日。患者精神尚可，睡眠欠佳，舌紫黯，苔厚而干，脉弦涩。

方用：三　棱 15g　　莪　术 15g　　郁　金 10g　　牡　蛎 15g

　　　　大　贝 10g　　延胡索 15g　　乌　药 10g　　墨旱莲 15g

　　　　鳖　甲 15g　　白　芍 20g　　夏枯草 20g　　土茯苓 10g

　　　　远　志 15g　　酸枣仁 15g　　生甘草 10g

水煎服，日 1 剂，早晚饭后服用。

随诊：上方随证加减治疗 3 个月后，月经量明显减少，夹少量血块，下腹轻微胀痛，每次持续 6~7 天，复查盆腔超声：子宫前壁扫及低回声结节（16mm × 14mm）。嘱其继续服药 3 个月，随诊。

按：患者平素多愁善感，肝气郁结，气滞血行不畅，瘀血留滞于冲任胞脉，胞脉停瘀，瘀积日久，渐成癥瘕。故治疗当以破气活血，散结消癥为主。用药上以三棱、莪术行气破血，消癥散结；延胡索、乌药活血行气止痛；牡蛎、鳖甲、夏枯草、郁金以软坚散结，化瘀消癥；白芍发挥养肝柔肝之效；墨旱莲止血；远志、酸枣仁以宁心安神。

[案例九]

方某，女，38 岁，已婚，于 2015 年 6 月 24 日初诊。

主诉：月经过多近 3 个月。

现病史：患者平素月经尚规律，近 3 个月月经量多，伴月经周期缩短，约 18~20 天一行，色暗红，有血块，末次月经：2015 年 6 月 18 日。现患者气短乏力，面色淡白，舌质黯，有瘀斑，苔少，脉沉细涩。妇检：子宫如 8 周妊娠大小，质硬，压痛（+），活动度欠佳。盆腔超声：早期肌壁间子宫肌瘤。

中医诊断：癥瘕（气虚血瘀型）。

西医诊断：子宫肌瘤。

治法：治宜分非行经期和行经期。

（1）非行经期：应以活血散瘀，软坚散结为主。

处方：党　参20g　　当　归15g　　赤　芍15g　　延胡索15g

　　　乌　药15g　　熟　地15g　　三　棱15g　　莪　术15g

　　　肉　桂15g　　穿山甲15g　　鳖　甲15g　　牡　蛎15g

　　　夏枯草20g

水煎服，日1剂，早晚饭后服用。

（2）行经期：宜益气养阴，固冲止血为主。

处方：白　术15g　　党　参20g　　黄　芪20g　　龙　骨15g

　　　牡　蛎15g　　白　芍15g　　海螵蛸20g　　茜　草15g

　　　升　麻15g　　续　断15g　　阿　胶15g　　益母草15g

水煎服，日1剂，早晚饭后服用。

两剂交替服用达60余剂后月经基本恢复正常。盆腔超声：子宫肌瘤较前缩小。后将上述两方按比例制成丸剂，以便长期服用。随访至今，肌瘤未再增大，月经已属正常。

按：本案辨证为气虚血瘀型子宫肌瘤，王秀霞老师根据多年的临床经验，治疗此型子宫肌瘤平素多用鳖甲、穿山甲、夏枯草、牡蛎之类活血化瘀，软坚散结治其本；并加党参取其"攻瘀不伤正"之意。行经期则避用攻逐之品，以防伤伐胞络，故以安冲汤为主益气养阴，固冲止血以治其标。并酌加益母草之类，以图"止血不留瘀"之效。王秀霞老师同时指出，治疗该证也应根据其发生的部位、大小、性质及其伴随症状进行综合分析，如属手术指征范围，应及时手术治疗，以免延误病情，危及生命。

[案例十]

张某，女，33岁，已婚，于2014年10月24日初诊。

主诉：下腹部持续疼痛两月余。

现病史：患者近两个月来自觉下腹持续疼痛，按之加剧，经期疼痛加重。

行盆腔超声检查：左侧附件区囊性包块，大小 4.2cm×3.4cm，子宫内可见多个不规则暗区。提示：左侧卵巢囊性包块；子宫内膜异位症。既往月经周期规律，5~7 天血止，量多，有血块，痛经，末次月经：10 月 13 日，经期乳房胀痛，平素带下量多，黄稠臭秽，乏力倦怠，食欲不佳，烦躁易怒，舌暗红，苔黄腻，脉弦滑数。

中医诊断：癥瘕（湿热血瘀型）。

西医诊断：子宫内膜异位症；左侧附件炎性包块。

治法：化瘀消癥止痛，疏肝清热利湿。

处方：柴　胡 10g　　枳　实 10g　　赤　芍 15g　　水　蛭 15g

莪　术 15g　　败酱草 30g　　丹　参 15g　　香　附 15g

牛　膝 10g　　鸡内金 10g　　延胡索 15g　　乳　香 15g

没　药 15g　　三　棱 10g　　黄　连 10g　　黄　芩 10g

蒲公英 10g

水煎服，日 1 剂，早晚饭后服用。

二诊：2014 年 11 月 24 日，患者自述服药 21 剂后，11 月 16 日来潮，5 天血止，腹痛明显减轻，心慌，大便略溏。舌黯，苔黄，脉沉。

方用：柴　胡 10g　　枳　实 10g　　赤　芍 15g　　水　蛭 15g

莪　术 15g　　败酱草 30g　　丹　参 15g　　香　附 15g

牛　膝 10g　　鸡内金 10g　　延胡索 15g　　乳　香 15g

没　药 15g　　三　棱 10g　　黄　连 10g　　黄　芩 10g

蒲公英 10g　　黄　芪 20g　　党　参 20g

水煎服，日 1 剂，早晚饭后服用。

随访：按上方服药 2 个月后，无腹痛，复查超声提示：左侧附件区囊性包块，大小 2.1cm×1.9cm。停药 3 个月复查囊性包块未见增大。

按：本病患者因湿热积聚，阻滞冲任，气滞血瘀，结成癥瘕，故小腹疼痛。初诊以柴胡、枳实、赤芍、香附、延胡索疏肝理气止痛；三棱、莪术、水蛭、丹参、牛膝活血化瘀消癥；乳香、没药活血止痛；鸡内金健脾和胃；从患者症状及舌脉来看，湿热之邪偏重，故加黄芩、黄连、败酱草、蒲公英清热利湿解毒。二诊因药后出现便溏，心慌不适，说明病久伤正，实中夹虚，故加黄芪、党参以祛邪而不伤正，扶正而不敛邪。

[案例十一]

岳某，女，32岁，已婚，于2014年8月23日初诊。

主诉：经期腹痛加剧三年余。

现病史：2011年3月患者于外院行右侧卵巢巧克力囊肿剥离术，术后经期腹痛加剧，血块增多。2014年7月，于我院行盆腔超声检查：子宫内膜异位症。13岁初潮，26~28日一行，3~4日血净，量少，色淡质稀，有血块，下腹隐痛，得温痛减，末次月经8月15日。平素腰酸，疲惫，畏寒肢冷，小便清长，舌质紫黯，有瘀点，苔薄，脉沉细。

中医诊断：癥瘕（肾虚血瘀型）。

西医诊断：子宫内膜异位症。

治法：温肾化瘀，调经止痛。

处方：当　归10g　　川　芎15g　　肉　桂15g　　白　芍10g

　　　　香　附15g　　川　断15g　　延胡索15g　　蒲　黄10g

　　　　补骨脂15g　　淫羊藿20g　　巴戟天20g　　益母草15g

水煎服，日一剂，早晚饭后服用。

二诊：2014年9月16日，自述服药21付后诸症有明显缓解，末次月经：9月12日，至今未止，量增多，现夜寐不实，舌边有齿痕，脉沉。

方用：当　归10g　　川　芎15g　　肉　桂15g　　白　芍10g

　　　　香　附15g　　川　断15g　　延胡索15g　　蒲　黄10g

　　　　补骨脂15g　　淫羊藿20g　　巴戟天20g　　益母草15g

　　　　茯　苓20g　　酸枣仁15g

水煎服，日1剂，早晚饭后服用。

按：《妇人大全良方》有："夫妇人积年血癥块者，由寒温失节，脏腑气虚，风冷在内，饮食不消，与血气相结，渐生颗块，盘牢不移动者是也。"强调脏腑虚弱，虚寒内生是构成癥瘕的原因之一。本病系为肾阳虚衰，阴寒内盛，冲任失于温煦，不能温暖胞宫，则胞宫虚寒，致寒凝血滞而成癥瘕。王秀霞老师认为，对于肾虚所致血瘀者，需攻补兼施，扶正散结，当以温煦肾阳，活血化瘀。故初诊方以续断、补骨脂、淫羊藿、巴戟天温煦肾阳，化瘀散结；当归、川芎、香附辛香走散，养血调经止痛；白芍养血止痛；肉桂温经通脉，散寒止痛；醋延胡索活血散瘀，理气止痛；蒲黄通利血脉，行瘀止痛；益母草活血调经祛瘀。二诊因夜寐不实，舌边齿痕，故加酸枣仁养心安神，茯苓健脾祛湿。

[案例十二]

邢某，女，24岁，未婚，于2015年4月28日初诊。

主诉：右下腹胀痛3天，伴右下肢酸痛。

现病史：患者于3天前无明显诱因出现右下腹胀痛，伴右下肢酸痛，情志不畅时症状加重。4月27日于我院行盆腔超声检查示：右附件区囊状肿物（考虑黄体囊肿可能性大），大小约81mm×61mm×84mm。平素月经周期不规律，20~130日一行，8~15天血方止，量少。末次月经4月19日，经量较前明显减少，色黯红，有血块，痛经，经期乳房胀痛，腰酸，食欲欠佳，烦躁易怒，时欲太息，大便秘结，舌黯，苔薄，脉弦涩。

中医诊断：癥瘕（气滞血瘀型）。

西医诊断：右侧卵巢囊肿。

治法：行气止痛，化瘀消癥。

处方：苍　术20g　　延胡索15g　　乌　药10g　　五灵脂15g
　　　　夏枯草30g　　败酱草20g　　金银花20g　　冬瓜仁15g
　　　　生　地15g　　麦　冬20g　　生　草10g

水煎服，日一剂，早晚饭后服用。

二诊：2015年5月26日，患者自述末次月经：2015年5月18日，7天血止，量增多，色红，血块减少，服药后腹痛、腰酸、乳胀等症状均有明显缓解。舌黯，脉沉。

方用：延胡索15g　　没　药10g　　五灵脂15g　　夏枯草30g

| 败酱草 20g | 金银花 20g | 冬瓜仁 15g | 生　地 15g |
| 麦　冬 20g | 浙贝母 20g | 桔　梗 20g | 生　草 10g |

水煎服，日一剂，早晚饭后服用。

三诊：2015 年 7 月 26 日，患者自述近两个月月经规律，偶轻微腹痛，余症状明显减轻。复查盆腔超声：右侧卵巢：大小约 32mm×24mm，可见 5.9mm×7.4mm 卵泡，舌红，脉沉。

方用：

延胡索 15g	没　药 10g	五灵脂 15g	夏枯草 30g
败酱草 20g	金银花 20g	冬瓜仁 15g	生　地 15g
麦　冬 20g	浙贝母 20g	桔　梗 20g	刘寄奴 15g
神　曲 15g	生甘草 10g		

水煎服，日一剂，早晚饭后服用。

随诊：患者继续治疗 2 个月，停药后腹痛未作，月经规律。

按：本案患者平素肝气不舒，烦躁易怒，致肝气郁结，气滞血行不畅，滞于冲任胞脉，气滞日久生瘀而成癥瘕。治疗宜以行气止痛，化瘀消癥之法。初诊以延胡索、乌药、五灵脂行气活血，化瘀止痛；夏枯草、败酱草、金银花解毒散结，祛瘀止痛；冬瓜仁、麦冬、生地滋阴润燥，润肠通便。二诊加浙贝母、桔梗以增强散结消癥之功。三诊加刘寄奴、神曲以助散瘀止痛，健脾和胃之效。

[案例十三]

张某，女，27 岁，未婚，于 2014 年 11 月 30 日初诊。

主诉：经行小腹疼痛两年余，进行性加重半年。

现病史：得热痛减，遇冷加重。2014 年 5 月 20 日于我院就诊，查盆腔超声提示子宫前位，大小约为 8cm×6cm×5cm，子宫肌层回声不均，考虑为子宫腺肌症。末次月经：2014 年 11 月 20 日，经量少，色紫暗，有血块，小腹冷痛拒按，四肢不温，面色青白，舌质紫黯，有瘀点，苔薄白滑，脉沉紧。

中医诊断：癥瘕（寒凝血瘀型）。

西医诊断：子宫腺肌症。

治法：温经活血，化瘀消癥。

方药：小茴香 15g　　干　姜 15g　　延胡索 15g　　没　药 15g

　　　　当　归 15g　　川　芎 15g　　肉　桂 15g　　赤　芍 15g

　　　　蒲　黄 10g　　五灵脂 15g

水煎服，日 1 剂，早晚饭后服用。

二诊（12 月 8 日）药后症状明显缓解，偶腰酸，多梦。

方药：小茴香 15g　　干　姜 15g　　延胡索 15g　　没　药 15g

　　　　当　归 15g　　川　芎 15g　　肉　桂 15g　　赤　芍 15g

　　　　蒲　黄 10g　　五灵脂 15g　　狗　脊 10g　　远　志 15g

　　　　酸枣仁 10g

水煎服，日 1 剂，早晚饭后服用。

此后依法每月来潮前 5 天服药调理，日常注意保暖。

按：本病系寒客冲任，血为寒凝，瘀滞冲任，气血运行不畅，经行之际，气血下注冲任，胞脉气血壅滞，不通则痛，故下腹冷痛；得热则寒凝暂缓，故腹痛减轻；寒客冲任，血为寒凝，可见经血量少，色暗有血块；寒伤阳气，阳气不能敷布，故四肢不温，面色青白；舌质紫黯，有瘀点，苔薄白滑，脉沉紧均为寒凝之征。王秀霞老师认为，子宫腺肌症发病有 3 方面的原因：一是宫腔手术，损伤冲任及胞宫，瘀血留滞胞络、胞宫；二是经期受寒，寒邪侵入胞中，寒凝经脉，致瘀血内阻；三是情志不遂，肝气郁滞，气滞而血瘀，致瘀血内阻。本病例初诊以小茴香、干姜、肉桂、延胡索温经除寒，行气止痛；五灵脂、没药散瘀止痛；当归、川芎、蒲黄、赤芍活血化瘀，散结消癥。二诊因见多梦，腰酸，故加以远志、酸枣仁养心安神；狗脊温散风寒，补肝肾，强腰膝。

[案例十四]

李某，女，38 岁，已婚，于 2015 年 7 月 4 日初诊。

主诉：经行腹痛近 2 个月。

患者既往月经尚规律，25~30 日一行，近 2 个月患者无明显诱因出现经期腹痛，呈进行性加重，月经量多，色暗红，有血块，经期延长，末次月经：2015

年 6 月 20 日，白带量多，色黄，有异味。现患者烦躁易怒，发热口渴，饮食睡眠尚可，小便色黄，大便秘结，舌红，苔黄腻，脉弦滑数。盆腔超声：子宫腺肌病合并子宫腺肌瘤待查；肿瘤标志物：CA125：40U/ml。

中医诊断：癥瘕（热毒型）。

西医诊断：子宫腺肌病。

治法：解毒除湿，破瘀消癥止痛。

处方：苍　术 15g　　土茯苓 10g　　金银花 15g　　夏枯草 20g

　　　苦　参 10g　　大　贝 15g　　延胡索 10g　　桔　梗 10g

　　　麦　冬 15g　　覆盆子 20g　　芡　实 10g　　生甘草 10g

水煎服，日 1 剂，早晚饭后服用。

二诊：2015 年 7 月 14 日。患者自诉带下量略有减少，烦躁易怒、发热口渴缓解，便秘缓解。舌红，苔黄腻，脉弦滑数。

方用：苍　术 20g　　土茯苓 15g　　郁　金 15g　　牡　蛎 15g

　　　大　贝 20g　　夏枯草 20g　　鳖　甲 15g　　桔　梗 20g

　　　延胡索 10g　　覆盆子 15g　　芡　实 10g　　生甘草 10g

水煎服，日 1 剂，早晚饭后服用。

三诊：2015 年 7 月 24 日。患者自诉经期腹痛缓解，带下无异常，无便秘，无发热口渴。处方与前方同。

水煎服，日 1 剂，早晚饭后服用。

随诊：上诉方加减用药 3 个月，患者自诉经行腹痛好转，经量、经期、带下正常。再次复查 CA125：21U/ml。

按：本病因患者平素脾虚而生湿，外加感染湿热邪毒，湿热积聚，与血搏结，瘀阻冲任，结于胞脉，而成癥瘕。瘀血内停，气机不畅，经前血海盛满，故经前腹痛加剧，烦躁易怒；热扰冲任，迫血妄行，又瘀血内阻，血不归经，故经量多，经期延长；湿热蕴结，损伤任带二脉，任脉不固，带脉失约，湿浊下注，故带下量多，色黄，有异味；热毒壅滞，营卫不和，故发热口渴；热邪伤津，故大便秘结；舌红，苔黄腻，脉弦滑数为热毒之征。治疗上当以解毒除湿，破瘀消癥止痛为原则。一诊用苍术、苦参、金银花、土茯苓清热解毒除湿；夏枯草、浙贝母、延胡索行气散结，活血止痛；麦冬滋阴通便；覆盆子、芡实固涩止带。二、三诊在一诊的基础上加鳖甲、牡蛎以助破瘀消癥之效。

[案例十五]

刘某，女，31岁，已婚，于2015年3月6日初诊。

现病史：患者平素月经尚规律，27~30日一行，末次月经：2015年2月19日，月经量较正常量多，经期延长，色暗红，有血块，痛经，2015年3月3日于当地医院就诊，查盆腔超声：子宫大小约为43mm×35mm×40mm，子宫内膜12mm，宫腔内多发稍高回声光团，大者约为1.3cm×1.8cm（考虑子宫内膜息肉可能）。现患者偶有胸脘痞闷，白带量多，色白黏稠，舌淡胖，苔白腻，脉弦滑。

中医诊断：癥瘕（痰湿型）。

西医诊断：子宫内膜息肉待查。

治法：健脾除湿化痰，活血消癥。

处方：
半　夏 20g	茯　苓 15g	丹　参 15g	郁　金 15g
杏　仁 10g	陈　皮 15g	槟　榔 10g	芡　实 15g
桂　枝 15g	牛　膝 15g	泽　兰 15g	生甘草 10g

水煎服，日1剂，早晚饭后服用。

二诊：2015年3月17日。患者自诉偶有恶心，舌淡胖，苔白腻，脉弦滑。

方用：
半　夏 20g	茯　苓 15g	丹　参 15g	郁　金 15g
杏　仁 10g	陈　皮 15g	槟　榔 10g	芡　实 15g
桂　枝 15g	牛　膝 15g	泽　兰 15g	芦　根 15g
生甘草 10g			

水煎服，日1剂，早晚饭后服用。

此方剂连服三个月经周期。

随访：患者自诉月经量常，经期常，无痛经，并于当地医院再次复查盆腔超声：子宫内膜7mm，宫腔内多发稍高回声光团消失。

按：本病患者平素脾虚，外加饮食不节，损伤脾胃，健运失职，湿浊内停，聚湿为痰，痰湿阻滞冲任胞脉，痰血搏结，渐积成癥，故子宫内膜息肉形成。痰湿阻滞冲任，经血运行不畅，血不归经，则月经过多；冲任不固，则经期延长；痰湿阻滞冲任胞脉，经血运行不畅，不通则痛，故痛经；痰湿下注，则带下量多，色白黏稠；舌淡胖，苔白腻，脉弦滑为痰湿内阻之征。治疗当以健脾除湿化痰，活血消癥为主，故用药上以半夏、茯苓、芦根除湿化痰，降逆止呕；杏仁、陈皮、槟榔行上、中、下三焦之气滞而化痰结；桂枝、泽兰、丹参、郁金温经活血而消癥；牛膝引药下行；甘草调和诸药。全方共奏健脾除湿化痰，活血消癥之效。

六、前 阴 病

妇女前阴发生的病变，称为"前阴病"。常见的前阴病有阴痒、阴肿、阴痛、阴吹等。前阴病的治疗大法有二：一是内服药调理脏腑以治其本；二是配合局部外治法以治其标。

（一）阴痒

孔某，女，33岁，于2013年5月31日初诊。

主诉：外阴瘙痒6年余。

现病史：外阴瘙痒6年余，曾于外院诊断为外阴湿疹，服用西药（具体药物不详）治疗，未见缓解，近半年带下量多，外阴瘙痒，灼热难耐。妇科诊查：会阴体裂伤，外阴小阴唇上1/3略见灰白，会阴部明显变白，伴皲裂，舌红，苔薄黄稍腻，脉弦数。

中医诊断：阴痒（湿热内蕴，湿虫滋生型）。

西医诊断：外阴炎。

治法：清热解毒，杀虫止痒。

处方：白鲜皮15g　　土荆皮20g　　鹤　虱10g　　生百部10g

茵　陈20g　　刺蒺藜15g　　金银花20g　　白花蛇舌草10g

苦　参 10g

水煎服，日 1 剂，坐浴熏洗。且外敷尤靖安，每日晚上睡前一次。

二诊：2013 年 6 月 7 日。用药后，阴痒减轻，已能耐受，带下量略多，言近日家事繁重，情绪不佳，腰部酸痛。苔薄黄稍腻，脉弦数。

方用：补骨脂 30g　　蛇床子 15g　　炙何首乌 15g　　刺蒺藜 15g

　　　透骨草 30g　　地肤子 20g　　防　风 15g　　川　椒 10g

　　　金银花 15g　　淫羊藿 15g　　白头翁 3g

水煎服，日 1 剂，坐浴熏洗。且外敷尤靖安，每日晚上睡前一次。

三诊：2013 年 6 月 13 日。瘙痒、腰酸明显缓解。

方用：补骨脂 30g　　蛇床子 15g　　炙何首乌 15g　　刺蒺藜 15g

　　　透骨草 30g　　地肤子 20g　　防　风 15g　　川　椒 10g

　　　金银花 15g　　淫羊藿 15g　　白头翁 3g

水煎服，日 1 剂，坐浴熏洗。且外敷尤靖安，每日晚上睡前一次。

为继续治疗及防止复发，嘱其原方再用一星期，症状完全消失。

按：本案患者首诊时外阴瘙痒，综合脉诊，宜以清热利湿之品为主，根据"急则治其标"的原则，治标为主，先缓解其瘙痒难耐之感。二诊患者劳累过度，腰为肾之外府，肾虚则腰部酸乏；妇女一生数伤于血，血虚则气易偏亢，气郁而易于郁怒，故以祛风、杀虫、疏肝、温补肾阳为主，以阴中求阳，使肾阴得补，标本同治，痒痛自去。三诊瘙痒、腰酸明显缓解，药症相符，为继续治疗及防止复发，嘱其原方再用一星期。

（二）阴吹

孔某，女，31 岁，于 2015 年 12 月 21 日初诊。

主诉：阴道自觉有气排出数天。

现病史：阴道自觉有气排出，时断时续，初起发作较少，后发作渐频，每日发作数次，声响如矢气，经期延长半年余，末次月经：2015 年 12 月 13 日，至今未止，形体消瘦，面色白，神倦乏力，气短懒言，头晕，纳寐欠佳，记忆力减退，胃脘痞闷，大便溏泄，小便正常。舌淡，苔白，脉缓弱。

中医诊断：阴吹（气虚证）。

治法：健脾益气，升清降浊。

处方：黄　芪 30g　　炒枣仁 15g　　熟　地 20g　　砂　仁 10g

　　　桔　梗 25g　　枳　壳 10g　　天　冬 15g　　莲　肉 15g

　　　杜　仲 20g　　阿　胶 10g　　山茱萸 15g　　神　曲 15g

水煎服，日 1 剂，早晚饭后服用。

二诊：2015 年 12 月 28 日。服方后，阴道矢气声明显减少，头晕寐差、乏力、便溏等症状好转，面色转华，带下量多，质稀。舌淡苔薄，脉沉细。

方用：黄　芪 30g　　炒枣仁 15g　　熟　地 20g　　砂　仁 10g

　　　桔　梗 25g　　枳　壳 10g　　天　冬 15g　　莲　肉 15g

　　　杜　仲 20g　　阿　胶 10g　　山茱萸 15g　　神　曲 15g

　　　山　药 30g

水煎服，日 1 剂，早晚饭后服用。

按：中医认为阴吹多由气虚、胃燥、气郁、痰湿所致。本案患者系素体脾虚，或劳倦伤脾，以致中气下陷，腑气不循常道，从前阴而出，故致阴吹。该患首诊时阴道自觉有气排出，且神倦乏力，气短懒言，头晕，纳寐欠佳等症状，宜采用健脾益气，升清降浊之法，方以黄芪益气，炒枣仁、莲肉养心宁神，熟地、山茱萸滋肾益精，砂仁温脾止泻，阿胶补血，神曲健脾和胃。二诊症状明显改善，因见带下量多，质稀，故酌加山药以健脾。

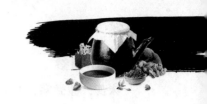

第六篇

用药经验

一、单 味 药

（一）丹参

味苦，性微寒，归心、心包、肝经，活血祛瘀，调经止痛，除烦安神，凉血消痈，用于各种瘀血为患或血行不畅诸证，为活血化瘀之要药。

王秀霞老师认为丹参不攻不补，不寒不燥，一味功兼四物，且能祛瘀生新血。正如《妇人明理论》云："四物汤治妇女病，不问产前产后，经水多少，皆可通用。唯一味丹参散，主治与之相同。盖丹参能破宿血，补新血，安生胎，落死胎，止崩中滞下，调经脉，其功大类当归、地黄、川芎、芍药故也。"故有"一味丹参散，功同四物汤"之说。《日华子本草》云："养神定志……止血崩带下，调妇人经脉不匀。"《本草正义》云"丹参专入血分，其功在于活血、行血，内之达脏腑而化瘀滞，故积聚消而癥瘕破"。近年来现代医学药理研究表明，丹参具有镇静止痛作用，同时可抗凝、抗血栓，直接对抗体液和细胞免疫的排斥反应，减轻组织损伤，控制炎症发展。

王秀霞老师在治疗免疫性不孕、滑胎、自然流产、产后恶露不绝等患者时常加丹参20g。王秀霞老师认为，丹参在治疗崩漏患者的经间期时善走血分，能去滞生新，调经顺脉。在治疗继发性痛经患者时，针对痛经主要病理产物——瘀血，丹参能活血逐瘀，散结止痛。在治疗产后恶露不绝患者时，因其气血亏虚，冲任不固兼有瘀血未尽，故运用丹参固冲补血，行血祛瘀。

（二）穿山龙

味苦，性微寒，归肝、肺经，祛风除湿，活血通络，清肺止咳，该药虽常被用于治疗风湿痹痛，但王秀霞老师认为穿山龙一味性刚纯厚，力专功捷，能守能走，能补能通，且活血之力稍峻。《东北药用植物志》云其："舒筋活血"。近年来现代药理研究表明穿山龙在调节免疫，改善心血管功能，抗炎镇痛，祛痰镇咳平喘，抗变态反应等方面具有显著效果。

王秀霞老师在治疗产后身痛、免疫性不孕症、胚胎停育、卵巢囊肿患者中常用穿山龙30g。王秀霞老师认为，在治疗产后身痛的患者时，因其产后四肢百髋开张，气弱则血行无力，多留滞于骨节筋脉，故以穿山龙舒筋通络，走行百节，活血止痛。在治疗免疫性不孕症患者时，因其痰湿阻络，壅于胞宫，不能摄精成孕，故多用穿山龙与生地、薏苡仁相配伍，调节免疫力，且增其利水祛湿之功，痰湿去而病自瘥。在治疗卵巢囊肿患者时，因其肾气亏虚，肝气郁结，继而血瘀于冲任，渐成癥瘕，故常佐以穿山龙行经走络，活血消癥，因其性善走窜，又兼益巴戟天等补肾填精之力，且助香附等疏肝行气之功，调气破血，固本祛邪。

（三）射干

性微寒，味苦、辛，有毒，归肺经，清热解毒，祛痰利咽，消瘀散结。王秀霞老师临床诊治中认为射干清热解毒效佳，对常见致病真菌和病毒有较强的抑制作用。《滇南本草》云其"治咽喉肿痛，咽闭喉风，乳蛾，疟腮红肿，牙根肿烂，攻散疮痈一切热毒等症。"《本草经疏》云"射干，苦能下泄，故善降；兼辛，故善散"。甄权称其可消瘀血，通妇女月水。《日华子》称其主消痰破结，胸膈满。现代药理研究表明射干含有鸢尾苷、鸢尾黄酮苷等成分，具有抗炎等作用，能抑制常见致病性皮肤真菌，多种细菌（葡萄球菌、白喉杆菌、伤寒杆菌等）及流感病毒、腺病毒、疱疹病毒、埃可病毒，抑制子宫颈癌细胞，有雌激素样作用。

王秀霞老师常应用射干治疗宫颈炎性疾病、HPV 感染、宫颈癌术后、淋球菌性尿道炎等疾病，常用量 15g。在治疗宫颈 HPV 感染的患者时，王秀霞老师认为，此类患者多为感染邪毒，湿毒蕴结，故用射干以其苦而清热解毒，以其辛而散结除湿。在治疗宫颈癌术后患者时，王秀霞老师认为，宫颈癌患者原为气滞血瘀体质，术后正气亏损，以致机体抗邪能力减退，免疫力低下，易出现细菌及病毒的感染，故在方中酌加射干，清热解毒，兼见消炎散结之效，既有效缓解临床感染症状，又可对气滞血瘀体质进行调节和控制。

（四）桔梗

味苦、辛，性平，归肺经，宣肺祛痰，利咽排脓，主治咳嗽痰多，咽喉肿痛，肺痈吐脓，胸满胁痛，痢疾腹痛，小便癃闭。王秀霞老师认为临床诊治中，桔梗不仅为开肺气之药，诸药舟楫，载之上浮，而且能通便利湿，使肺之宣肃协调有序，故而可通过宣肺通便而达到保胎的目的。《本草求真》言："桔梗味苦气平，质浮色白，系开提肺气之圣药，可为诸药舟楫，载之上浮，能引苦泄峻下之剂，至于至高之分成功，俾清气既得上升，则浊气自克下降，降气之说理根于是"。《重庆堂随笔》云"桔梗，开肺气之结，宣心气之郁"。张元素所云："桔梗清肺气，利咽喉，其色白，故为肺部引经，与甘草同行，为舟楫之剂"。现代药理研究表明，桔梗具有抗炎、祛痰镇咳、抗肿瘤及免疫调节、促进外分泌腺分泌、抑制胰酶、降脂、改善胰岛素抵抗、镇痛等作用。

王秀霞老师在临床治疗多囊卵巢综合征、癥瘕、保胎时应用桔梗常用量为15g。王秀霞老师在治疗妊娠期因胸膈痞闷，气机不畅，气滞血瘀所致的胎动不安时，因随着胎儿的逐渐生长，胎位逐渐上移，母体脾胃功能受到影响，会出现脾运不健、脾虚生湿而脘腹胀闷不舒，气郁日久而成血瘀，故取桔梗宣肺理气之功，在健脾益气、化湿药中伍用桔梗，以引诸药入肺，借"通调水道，下输膀胱"，达到健脾利湿的目的，同时可以行气而防止血瘀。

（五）蛇床子

味辛、苦，性温，归肝、肾经，温肾壮阳，燥湿杀虫，祛风止痒，主治男子阳痿，女子宫寒不孕，湿痹腰痛，寒湿带下，阴囊潮湿，风湿痹痛，湿疮疥癣。在临床中，王秀霞老师认为蛇床子有很好的杀虫止痒效果，可杀灭阴道滴虫，又可燥湿除痹。《本经》言："蛇床子，主男子阴痿湿痒，妇人阴中肿痛"。《别录》云："温中下气，令妇人子脏热，男子阴强"。《日华子本草》云："去阴汗，湿癣，齿痛，赤白带下，煎汤浴大风身痒。"现代药理研究表现，蛇床子含有一定的抗肿瘤成分，能有效抑制肿瘤生长，延长荷瘤鼠的生命。且蛇床子甲醇提取物有抗微生物，止痒，抗过敏作用，同时蛇床子对絮状表皮癣菌等有抑制作用。

王老在临床治疗不孕症、阴道炎，外阴瘙痒，外阴白斑过程中常应用蛇床子5g。《医宗金鉴》言："妇人阴痒，多因湿热生虫。"故王秀霞老师在治疗阴痒时，常用蛇床子祛湿除热杀虫，以达止痒之效。在治疗肾虚型不孕症患者时，因其多为肾阳衰微，下焦虚寒，故王秀霞老师在方中常将蛇床子与熟地、菟丝子、五味子等温肾壮阳药物同用，以增其温肾益精，调理冲任之功。

（六）远志

味苦，辛，性微温，归心、肺、肾经，宁心安神，祛痰开窍，解毒消肿，主治心神不安，惊悸失眠，健忘，惊痫，咳嗽痰多，痈疽发背，乳房肿痛。王秀霞老师认为临床上远志既能祛痰，又利心窍，既能开心气而宁心安神，又能通肾气而强志不忘，为交通心肾，安定神志之佳品。《别录》云："定心气，止惊悸，益精，去心下膈气，皮肤中热，面目黄。"《本经》："主咳逆伤中，补不足，除邪气，利九窍，益智慧，耳目聪明，不忘，强志，倍力，久服轻身不老"。现代药理研究表明远志具有中枢镇静与抗惊厥、祛痰、降压、抗衰老作用。远志本品还具有催眠、收缩子宫、溶血（溶解红细胞）、抑制肺炎双球菌、抗肿瘤、抗突变、降血压、利尿、强体增智等作用。

临床上，王秀霞老师常用其治疗用经断前后诸证兼见心烦寐差，亦用于治疗痰湿证型多囊卵巢综合征、卵巢囊肿，常用量为 15g。王秀霞老师在治疗痰湿型多囊患者时，因其多素体肥胖，躯脂满溢，闭塞胞宫，或素体脾虚，脾失健运，痰湿内生，滞于胞脉，故王秀霞老师据"病痰饮者当以温药和之"，方中常佐用远志祛痰开窍，使痰湿祛，气血运行通畅。在治疗经断前后诸证时，因其多为阴阳失调，心肾失交，故方中常用远志交通心肾，宁心安神，使患者心烦寐差之症得缓，达"随证治之"之意。

（七）芡实

味甘、涩，性平，归脾、肾经，芡实被誉为"水中人参"，具有益肾固精，健脾养胃止泻，除湿止带的作用。主治遗精，白浊带下，小便不禁，大便泄泻。王秀霞老师认为在临床上芡实益肾健脾，收敛固涩之效甚佳。《本草求真》有言："味甘补脾，故能利湿，而使泄泻腹痛可治……味涩固肾，故能闭气，而使遗带小便不禁皆愈。"《神农本草经》谓其"主治湿痹腰脊膝痛，补中，除暴疾，益精气"。《本草新编》："芡实，佐使者也，其功全在补肾去湿。夫补肾之药，大多润泽者居多，润泽者则未免少湿矣。芡实补中去湿，性又不燥，故能去邪水而补真水，与诸补阴药同用，尤能助之以添精，不虑多投以增湿也。"现代药理研究认为芡实含淀粉、蛋白质、粗纤维、微量元素、核黄素、抗坏血酸等，具有收敛、滋养、提高尿糖排泄率、增加血清胡萝卜素浓度、抗氧化、提高学习记忆能力、增强耐力等作用。

王秀霞老师在临床上常用于治疗带下病、崩漏、脾虚湿盛的泄泻。常用量为15g。在治疗带下病时，因"夫带下俱是湿症"，患者多为任脉损伤，带脉失约，脾肾功能失常兼感受湿热湿毒之邪，故王秀霞老师取"脾气健而湿自消"之意，常用芡实除湿止带，且与党参、白术、山药等补益脾肾药物配伍，增其益肾健脾，收敛固涩之功。在治疗脾虚型崩漏时，王秀霞老师认为患者多为脾虚不能统血，经血非时而下，《景岳全书》中所云："故凡见血脱等证，必当用甘药先补脾胃，以益发生之气。盖甘能生血，甘能养营，但使脾胃气强，则阳生阴长，而血自归经矣，故曰脾统血。"故取芡实健脾收涩之功，健脾益气，固冲止血，既资生化之源，又敛脉外之血，标本兼顾，功效显著。

（八）金银花

味甘，性寒，归肺、心、胃经，清热解毒，疏散风热。主治外感风热或温病发热中毒，热毒血痢，痈肿疔疮，喉痹，多种感染性疾病。王秀霞老师在临证中善取金银花清热解毒之效，认为其质轻而入上焦，疏风散热之功较佳。《本草拾遗》言其"主热毒、血痢、水痢，浓煎服之。"《本草纲目》云"治一切风湿气，及诸肿痛、痈疽疔癣、杨梅诸恶疮，散热解毒。"《重庆堂随笔》称其"清络中风火湿热，解温疫秽恶浊邪，息肝胆浮越风阳，治痉厥癫痫诸症。"现代药理研究表明金银花具有广谱抗菌作用，对金黄色葡萄球菌、痢疾杆菌等致病菌有较强的抑制作用，对钩端螺旋体、流感病毒及致病霉菌等多种病原微生物亦有抑制作用；有明显抗炎及解热作用；同时金银花还有一定的降低胆固醇的功效。

王秀霞老师在临床中喜用金银花与夏枯草、土茯苓配伍治疗盆腔炎性疾病、癥瘕、阴痒等，以达清热解毒、消炎止痛之效，常用量为15g。在治疗盆腔炎性疾病中，王秀霞老师认为，多为邪毒趁虚而入，直犯胞宫，热邪稽留于冲任、胞脉，血行不畅，不通则痛，以致腹痛，故取金银花清热解毒、凉血化瘀之功，达清营解毒、散瘀泄热之效。在治疗阴痒时，王秀霞老师认为，患者多因湿热蕴积而生虫，致虫蚀而痒，《医宗金鉴》言："妇人阴痒，多因湿热生虫。"故应用金银花清热利湿，取其杀虫止痒之功效。

（九）升麻

味辛、甘，性微寒，归肺、脾、胃、大肠经，具有发表透疹，清热解毒，升举阳气的作用。主治外感风热，头痛寒热，咽痛，斑疹、麻疹透发不畅，时疫火毒，口疮，痈肿疮毒，中气下陷，脾虚泄泻，久痢下重，脱肛，内脏下垂，妇女带下，崩中。王秀霞老师认为升麻一味，善引胃气上腾而复其本位，有行春升之令之意。《本草纲目》云："消斑疹，行瘀血，治阳陷眩晕，胸胁虚痛，久泄，下痢后重，遗浊，带下崩中。"《别录》："主中恶腹痛，时气毒疠，头痛寒热，风肿诸毒，喉痛口疮。"《本草备案》："表散风邪，升发火郁，能升阳气于至阴之下，引甘温之药上行，以补卫气之散而实其表，治久泄脱肛，目赤，风热疮痈，解百药毒。"现代药理研究表明升麻具有抗菌，解热，抗炎，镇痛，抗惊厥作用。升麻能抑制结核杆菌、金黄色葡萄球菌及白喉杆菌、伤寒杆菌等。同时升麻水浸剂有抗病毒、抗真菌作用；升麻还能抑制肠管和妊娠子宫痉挛；其提取物有抗凝血作用，能升高白细胞，抑制血小板聚集。

王秀霞老师在临床中善用蜜升麻治疗崩漏、低置胎盘等，取其升阳举陷之功。常用量为10g。在治疗崩漏患者时，王秀霞老师认为患者素体脾虚，中气下陷，冲任不固，血失统摄，非时而下，遂致崩漏，故方中酌加升麻以提升中气，固冲止血，以治其本。在治疗低置胎盘的胎动不安患者时，因其妊娠期气机升降失调，脾虚中阳不振，气虚冲任不固，胎失摄载，故佐以升麻升举阳气，助菟丝子、桑寄生等品安胎之效益彰。

（十）桑螵蛸

味甘、咸，性平，归肝、肾经，具有固精缩尿，补肾助阳之功效，适用于肾虚不能固摄所致的遗尿，尿频等证。王秀霞老师认为桑螵蛸甘咸入肾，是补肾涩精止遗尿之要药。《本经逢原》曰："肝肾命门药也，功专收涩……遗溺白浊方多用之。"《本经》称其"主伤中、疝瘕、阴痿，益精生子，女子血闭，腰痛，通五淋，利小便水道。"《别录》云"疗男子虚损，五脏气微，梦寐失精，遗溺。"现代药理研究证明，桑螵蛸具有抗利尿和降低高脂大鼠肝中 LPO 的作用，这些作用与其补肾，固精之功效有关。同时本品还具有促进红细胞发育，减轻动脉粥样硬化，增加胸腺和睾丸指数，抗缺氧，抗疲劳，抗利尿，增加体温，敛汗，促进消化液分泌，降低血糖、血脂，抑制癌症等作用。

王秀霞老师临床多用于治疗围绝经期综合征伴有尿频、遗尿者，常用桑蛸与龙骨、茯神、远志、菖蒲等配伍每收效颇佳。在治疗中王秀霞老师认为经断前后，天癸渐竭，精血衰少，脏腑失养，遂致诸证发生，故以补肾益气，填精养血之法为其治疗原则，桑螵蛸在收涩固精的基础上善补肾助阳，得龙骨相助其涩精止遗之力更强，兼加茯神、远志、菖蒲共用以奏交通心肾之效。正如汪昂所言："此足少阴、手足太阴药也。虚则便数，故以螵蛸龙骨固之。"

（十一）夏枯草

味苦、辛，性寒。归肝、胆经，主入肝经，寒以清肝火，辛以散郁结，有清肝明目，散结解毒之功，主治目赤羞明，头痛眩晕，乳痈疬腮等症。王秀霞老师认为夏枯草有良好的散结抗炎作用，兼有散、补两种功能。散结以除邪，养血以扶正。《本草纲目》："楼全善云，夏枯禀纯阳之气，补厥阴血脉，以阳治阴也。"《本经》言其"味苦辛，寒""主寒热，瘰疬……破癥，散瘿结气，脚肿湿痹"。《本草衍义补遗》称其可"补养血脉"。朱震亨也提及"《本草》言夏枯草大治瘰疬散结气。有补养厥阴血脉之功，而不言及。观其退寒热，虚者可使"。现代药理研究证明夏枯草有抗炎作用，其抗炎效应与肾上腺皮质中糖皮质激素合成、分泌的加强相关。同时有抗菌、抗病毒作用，对葡萄球菌及人型结核杆菌、真菌等有不同程度抑制作用。

王秀霞老师临证多用于治疗盆腔结核、盆腔炎性疾病、癥瘕、功血等。在临床治疗盆腔炎性疾病时王秀霞老师认为，患者多素有湿热内蕴，流注下焦，阻滞气血，瘀积冲任，血行不畅，故多用夏枯草与土茯苓配伍，取其清热燥湿，散结化瘀之效，对于改善盆腔粘连有很好效果，在临床治疗功血患者时，王秀霞老师认为功血日久淋漓不尽，点滴不止多伴有子宫内膜炎性改变，随方加减使用夏枯草，有助于非时之血排出而病解。在治疗热毒型癥瘕患者时，王秀霞老师认为邪毒郁而化热，与血搏结，瘀于冲任，而致癥瘕，故应用夏枯草散、清双功，既达清热之效，又抵散结之用，临床效果显著。

（十二）海螵蛸

味咸、涩，性微温，归肝、肾经。其功效收敛止血，固精止带，制酸止痛，收湿敛疮，主治吐血，呕血，崩漏，便血，衄血，湿疮湿疹，溃疡不敛，胃痛吐酸，肾虚遗精滑精，赤白带下等。王秀霞老师认为海螵蛸具有止血固精之功，临床上收涩之效甚佳。《药性论》："止妇人漏血。"《本草经疏》："乌贼鱼骨，味咸，气微温无毒，入足厥阴、少阴经。厥阴为藏血之脏。女人以血为主，虚则漏下赤白，或经汁血闭，寒热癥瘕。"《本草纲目》称其"主女子血枯病；伤肝，唾血，下血。"现代药理研究海螵蛸具有骨缺损修复作用、抗辐射作用、抗肿瘤作用、抗溃疡作用。本品能抑制胃酸过多，促进溃疡面炎症吸收，改变胃内容物 pH，减低胃蛋白酶活性，加速溃疡面愈合；所含胶质、有机质及黏液能使溃疡促凝止血。

在临床上，王秀霞老师善用海螵蛸治疗功能失调性子宫出血（功血）以及先兆流产。王秀霞老师认为功血一病，以失血为主，止血乃治疗此病的当务之急，遵守"急则治其标，缓则治其本"的原则，王秀霞老师自拟"止血方"。方中海螵蛸、牡蛎、龙骨共用，以求育肾阴，固冲任，涩精止血之效。在治疗胎动不安伴有阴道出血患者时，王秀霞老师认为若下血量多，兼见气虚症状时，可酌加海螵蛸以固冲止血。

（十三）益智仁

味辛，性温，归脾、肾经，其功效为温脾止泻摄涎，暖肾缩尿固精。主治脾胃虚寒，呕吐，泄泻，肾虚遗尿，遗精，白浊等。王秀霞老师认为在临床上益智仁温脾暖肾、缩尿固精之效强，在温补肾阳的同时兼见收涩之功。《本草拾遗》称其"治遗精虚漏，小便余沥……夜多小便者。"《开宝本草》言其"治遗精虚漏，小便余沥，益气安神，补不足，安三焦，调诸气。"王好古："益脾胃，理元气，补肾虚滑沥。"现代药理研究表明益智仁具有明显的镇静催眠作用，同时具有抗利尿、抗痴呆、提高动物学习能力等作用。

在临床上王秀霞老师常用于治疗围绝经期综合征和肾虚不孕等。在围绝经期综合征见健忘、寐差、尿频者的治疗中，王秀霞老师认为，妇女七七之年，肾气由盛渐衰，天癸渐竭，冲任二脉逐渐亏虚，导致肾阴阳平衡失调，而见诸证，故可酌加益智仁，其辛温入肾，温补脾肾，固涩精气，缩泉止遗。配合乌药、山药共奏温中兼补，涩中寓行之效，使膀胱气化如常，约束有权，则尿频自愈。在治疗复发性流产、胎停史患者时，王秀霞老师认为，此类患者先天禀赋不足，肾气未充，致胎不成实，常用自拟方剂"益肾促孕方"。方中应用益智仁 20g，配伍仙茅、仙灵脾、覆盆子等药而达温肾助阳，预培其损以助孕的目的。

（十四）覆盆子

味甘、酸，性微温，归肝，肾经，功用主治为补肝益肾，固精缩尿，明目，主治遗精滑精，宫冷不孕，带下清稀，尿频遗溺，须发早白等证。王秀霞老师认为覆盆子性平，具有平调阴阳之功。古今医家对覆盆子性味偏属各有见解，《别录》："味甘，平，无毒"。《备急千金要方》："味甘辛，平"。《药性论》称其："主男子肾精虚竭，女子食之有子。"《本草衍义》云："益肾脏，缩小便"。《本草备要》言其"益肾脏而固精，补肝虚而明目，起阳痿，缩小便"。《别录》云"益气轻身，令发不白。"现代药理研究表明覆盆子有明显的促进淋巴细胞增殖作用、抗诱变作用、延缓衰老作用。临床上，王秀霞老师常应用四二五合汤治疗席汉综合征。"五"即五子衍宗丸。方中菟丝子、覆盆子、枸杞子、五味子、车前子并用称为"五子"。覆盆子固肾涩精，具有调补肾气、益肾固精的功用。也应用覆盆子治疗月经过少、闭经、肾虚型不孕等，均具有良好疗效，皆因其有平调阴阳之功。在治疗月经过少的患者时，王秀霞老师认为，肾虚型月经过少患者肾精亏损，肾气不足，冲任亏虚，血海满溢不足，遂致月经量少，故取覆盆子补肾填精之功效，方中酌加以养血调经。在治疗肾虚型不孕时，王秀霞老师认为患者多为先天禀赋不足，肾阳虚衰，冲任失于温煦，不能摄精成孕，故方中多加覆盆子以温肾助阳，化湿固精，肾阳充足则冲任得以温养，方有受孕之道。

（十五）菟丝子

味甘，性温，归肝，肾，脾经，具有补肾益精，养肝明目，固胎止泄的功效，主治腰膝酸痛，遗精阳痿，早泄，不育，胎动不安，流产，遗尿等。王秀霞老师认为菟丝子补肾养肝，补而不峻，温而不燥，入肾经，在临床上为补脾、肾、肝三经要药，同补之效甚佳。《本草汇言》云"治女人腰脊酸疼，小腹常痛，或子宫虚冷……是皆男妇足三阴不足之症"。《神农本草经》言其"主续绝伤，补不足，益气力"。《本草衍义》记其"菟丝子多脂微辛，阴中有阳，守而能走，与其他滋阴诸药之偏于腻者绝异。"张锡纯称其"千百味药中得一最善治流产之药"。现代药理研究表明菟丝子具有增强性腺功能，具有雌激素样作用，促进卵巢黄体激素的增加，提高精子运动能力和膜功能；增强免疫功能，具有抗癌作用。同时能提高巨噬细胞吞噬能力，延缓衰老，促进造血功能；保护肝损伤，延缓白内障形成；抑制金黄色葡萄球菌及痢疾杆菌、伤寒杆菌。

临床上王秀霞老师灵活运用菟丝子治疗崩漏患者，随证加减。认为崩漏血止后，应结合月经周期不同阶段采用不同的治疗方法。经后期血海空虚，宜于调，用菟丝子与地黄、山药、山茱萸配伍共奏益肾养阴，养血调经之效。同时王秀霞老师善用寿胎丸治疗孕期滑胎，王秀霞老师认为滑胎患者多为肾虚冲任不固，胎失所系，故方中加以菟丝子补肾益气，养肝明目，固冲安胎。

（十六）川椒

味辛，性温，归脾、胃、肾经，有温中止痛，杀虫止痒的功效，主治脾胃虚寒型脘腹冷痛，蛔虫腹痛，呕吐泄泻，阴痒带下，湿疹皮肤瘙痒等。王秀霞老师认为川花椒杀虫止痒之性较佳，具有温补肾阳的功效，临床上配合疏肝祛风、温阳之药可见良好疗效。《本草经疏》言"气味俱厚，阳也。入手足太阴，兼入手厥阴经"。《珍珠囊》称其"纯阳"，主温中止痛，除湿止泻，杀虫止痒。《本草纲目》："散寒除湿，解郁结，消宿食，通三焦，温脾胃，补右肾命门，杀蛔虫，止泄泻"。朱丹溪："能下肿湿气"。现代药理研究证明，川椒具有镇痛抗炎、抑菌和杀蚧螨的作用。对溶血性链球菌、金黄色葡萄球菌等 10 种革兰阳性菌，以及大肠杆菌等肠内致病菌均有明显的抑制作用。

临床上王秀霞老师常用于治疗外阴白斑。王秀霞老师认为，外阴白斑在中医辨证中属于肝肾阴虚兼湿虫滋生型阴痒，阴户为肝肾之分野，患者多肝肾阴虚，精血两亏，血燥生风，风动则痒，同时有湿热流注下焦，蕴积生虫，虫蚀阴中，痒证尤甚，故采用中药熏洗、坐浴的方法，方用蛇床子、川花椒、地肤子杀虫止痒，同时川椒辛热温中止痛，以补肾阳，则阴得阳助，标本兼顾，以达奇效。正如《景岳全书》曰："善补阴者，必于阳中求阴，则阴得阳升而泉源不竭"。

（十七）白花蛇舌草

味微苦、甘，性寒，归肝、胃、大肠经，主清热解毒，活血消肿，利湿退黄，主治肺热喘嗽，肺痈，咽喉肿痛，肠痈，疔肿疮疡，毒蛇咬伤，热淋涩痛，癌肿等。王秀霞老师认为本品临床解毒清热之效显著，且对于恶性肿瘤患者术后调理，增加免疫力抑制肿瘤生长功用较佳。《广西中药志》："治小儿疳积，毒蛇咬伤，癌肿。外治白疱疮，蛇癞疮。"现代药理研究证明白花蛇舌草，对免疫功能有影响，有抗肿瘤作用，白花蛇舌草通过促进细胞内储藏钙的释放和胞外钙离子的内流显著提高宫颈癌细胞内游离钙的浓度。

王秀霞老师根据白花蛇舌草的功用主治，将其灵活运用于临床，不论是内治还是外用均获良效。在临床中，王秀霞老师常用于治疗阴痒、恶性肿瘤术后患者等。在治疗阴痒患者时，王秀霞老师认为，患者多为湿热蕴结下焦，湿虫滋生，故应用自拟方"白斑2号"来治疗鳞状上皮增生型外阴白斑，方中应用白花蛇舌草，配合金银花、白鲜皮、苦参，共奏清热解毒，杀虫止痒之功。在论治恶性肿瘤时，王秀霞老师认为，肿瘤患者素体脾虚，兼湿蕴化热，与血搏结，瘀阻冲任，结于胞脉，遂成癥瘕，取白花蛇舌草清热解毒，活血消癥之效，又能抑制肿瘤生长，有减灭肿瘤活性的作用，故随方加减应用白花蛇舌草，配合山慈菇、半枝莲等消痈散结之品，或攻或补或攻补兼施，可取得良效。

（十八）石菖蒲

味辛，性温，归心、肝、脾经，功用为化痰开窍，祛风除湿，消食醒脾，解毒，主治热病神昏，癫痫，气闭耳聋，多梦健忘，风湿痹痛，胸闷脘胀，痈疽疥癣。王秀霞老师认为菖蒲既具有良好的开神醒窍作用，又有镇静安神的作用。《新疆中草药》："宁神开窍，助消化。治心悸健忘，多梦，神志不清，胸腹闷胀，消化不良，久痢不止，牙痛，牙龈出血。"《本经》言其"主风寒湿痹，咳逆上气，开心孔、补五脏，通九窍、明耳目，出音声。久服轻身，不忘，不迷惑，延年"。《本草纲目》称其"治中恶卒死，客忤癫痫，下血崩中，安胎漏，散痈肿。"现代药理研究证明菖蒲具有镇静作用，可镇静催眠，抗惊厥；同时能镇咳平喘；松弛胃肠平滑肌痉挛；增强记忆力；抑制肝癌、肉瘤生长，杀虫；抑制运动性兴奋；扩张冠状血管，抗心律失常；抑制皮肤真菌；降血脂；抗缺氧等作用。

王秀霞老师临床多应用于治疗围经期综合征、月经失调伴有抑郁症患者等。在临床治疗围绝经期伴抑郁患者时，王秀霞老师认为正如《灵枢》所言"心藏脉，脉舍神，心气虚则悲，实则笑不休"，患者多阴阳失衡，心肾不交，心血不足，心失所养，神无所依，而见诸证。故方中酌加本品以养心安神，开窍定志。在治疗月经过少兼见失眠抑郁患者时，王秀霞老师认为此类患者多为气虚血少，冲任气血不足，血海不能满溢而见月经过少，此时，血少心神失养，因心主神明，故可见心悸失眠抑郁等。方中酌加菖蒲以养心宁神，配伍黄芪、熟地、当归等补气养血之品，佐以酸枣仁、五味子等镇静安神之药，诸药调达，以达显效。

（十九）苍术

味辛、苦，性温，归脾、胃经，功用为燥湿化浊、健脾平胃，祛风解表，主治湿滞中焦，呕吐，痰饮风湿痹证及夜盲症，眼目昏涩。王秀霞老师在临床诊治中认为苍术因其苦温辛烈，故燥湿力峻，且散胜于补。现代药理研究显示，本品能调节胃肠运动；苍术水煎剂能抗急性胃炎及胃溃疡，促进肝蛋白合成，预防肝细胞损害；降低血糖；所含维生素 A 样物质可治因治维生素 A 缺乏引起的夜盲及软化症。

王秀霞老师在临床上多用于治疗脾肾阳虚，胃失和降所致的妊娠恶阻和痰湿型不孕症等。常用量为15g。在治疗妊娠恶阻时，王老认为，妊娠恶阻的病机主要在于"冲气上逆，胃失和降"。孕妇胃气素虚，孕后经血停闭，血聚于冲任以养胎，冲脉气盛，冲脉隶于阳明，故随阳明经上逆，胃气不降，反逆作呕。有言道"妇人有孕恶心，阻其饮食也，由胃气怯弱"，故治应温脾和胃，降逆安胎。苍术因其内化湿郁之力极佳，且入脾胃经，健脾和胃之效显著，故于方中酌加以达利脾以祛湿，平胃以降逆之功效。王秀霞老师认为，痰湿型不孕症患者，因其脾气有损，痰湿内生，滞于冲任，壅阻胞脉，故难以摄精成孕。方中以苍术燥湿化痰，据其善走而不守之性，更易逐痰邪、开胞宫、行胞脉而经血畅，故孕易成。

（二十）郁金

味辛、苦，性寒，归肝、胆、心经，功效为活血行气止痛，解郁清心，利胆退黄，凉血，常用于治疗气滞血瘀的胸、胁、腹痛，吐血、衄血以及妇女倒经等气火上逆之出血症。王秀霞老师在临床诊治中认为郁金辛散善行，气血兼顾，为妇科行气活血之要药；其性轻扬，却可上达巅顶，亦善走下焦，清气解热；又因其归肝经，女子以肝为先天，故尤善解肝郁。《本草经疏》认为"郁金，本入血分之气药，其治以上诸血证者，正谓血之上行……此药能降气，气降……则血不妄行。"《本草备要》云其"行气，解郁，泄血，破瘀，凉心热，散肝郁，治妇人经脉逆行。"现代药理研究表明，郁金主要含有挥发油类，具有保护肝细胞、对抗肝脏毒性病变和抑制肝纤维化的作用。同时其水煎剂能降低全血黏度，抑制血小板聚集，醇提取物能降低血浆纤维蛋白含量，其水煎剂和挥发油对多种皮肤真菌有抑制作用。

王老临床常与川楝子等相伍为用，治疗肝气郁结而致的不孕症和湿热瘀阻型妇人腹痛等症。常用量为10~15g。治疗肝郁型不孕症时，王老认为，肝郁型不孕症的病机正如傅山所言"肝木不疏必下克脾土而致塞，脾土气塞则腰脐之气必不利……不能通任脉而达带脉……胞胎之门必闭"，又因肝气郁滞而疏泄失常，冲任失资，血海蓄溢失常，故难以摄精成孕。治宜疏肝解郁，理血调经。方中郁金恰能气血并行，既开肝经之郁结，又破血海之凝滞。肝木疏利则脾土不塞，冲带得以调达，胞宫自启而孕岂难成？在治疗湿热型妇人腹痛时，王秀霞老师认为外感湿热之邪或素有湿热内蕴，湿热与血搏结，瘀阻冲任，血行不畅，不通则痛，故用郁金清热活血止痛之功，以散邪结，止腹痛。

（二十一）鸡血藤

味苦、甘，性温，归肝经，功效为行血补血，调经，舒筋活络，临床常用于治疗月经不调，经行不畅痛经，经闭等妇科常见疾病，同时也可用于治疗风湿痹痛及血虚萎黄等症。王秀霞老师认为，临床上鸡血藤苦而不燥，温而不烈，可祛瘀血，生新血，通利经脉，行补并进，为妇科要药。《本草纲目拾遗》云"其藤最活血，暖腰膝已风痰""治妇人经血不调，赤白带下，妇人干血劳及子宫虚冷不受胎""大补气血，与老人妇人更为得益……统治百病，能生血、和血、补血、破血；又能通七窍，走五脏，宣筋络"。现代药理研究显示，鸡血藤含有改善造血系统的功能，动物实验表明其对正常小鼠和贫血小鼠的骨髓细胞增殖有显著的促进作用。同时鸡血藤有较强的免疫抑制和抗炎、抗氧化作用，其煎剂的体外实验表明对金黄色葡萄球菌有一定的抑制作用。

王秀霞老师临床常用于治疗肾虚肝郁型月经过少、闭经和气滞血瘀型痛经等症。常用量为20g。在治疗肾虚肝郁型月经过少、闭经等症时，王老认为，"经水出诸肾"，故补肾应为调经的首要治则，肾虚则肾精不足以填髓化血，以充胞宫，肝郁则气血不畅而冲任不能相资相合，血海不能按时满溢，故道涸而经闭，方中以鸡血藤为要药，一则补以资胞宫之血，一则行以利经脉之道，血有源则得以蓄冲任，道有行则得以畅经血。在治疗气滞血瘀型痛经时，王秀霞老师认为，气滞不能行血，冲任阻滞，胞脉不畅，不通则痛，方中鸡血藤活血以祛脉中之瘀滞，又兼补血以免逐攻之过，经行而痛自去，诸症渐消。

（二十二）杜仲

味甘，性温，归肝肾经，补肝肾、强筋骨、安胎的功效，临床多用于治疗肝肾不足的腰膝酸软，下元虚冷的妊娠下血、胎动不安或习惯性流产等。王秀霞老师在临床诊疗中认为杜仲能暖下元，通经脉，尤善补益下焦之虚冷，是固精安胎的良药。《本经》言其"主腰脊痛，补中，益精气，坚筋骨，强志，除阴下痒湿，小便余沥"。《本草汇言》称其"凡下焦之虚，非杜仲不补；下焦之湿，非杜仲不利；足胫之酸，非杜仲不去；腰膝之痛，非杜仲不除……补肝益肾，诚为要药。"现代药理研究认为，杜仲具有双向调节细胞免疫，增加巨噬细胞吞噬的功能；可以增强垂体 - 肾上腺皮质功能，促进性腺发育，又可扩张血管，降血压，降血清胆固醇；同时还能镇静镇痛，利尿；抑制子宫收缩；抗衰老，抗应激，抗肿瘤。

王秀霞老师认为杜仲入肝肾二经，补益之力甚佳，"经水出诸肾"，且女子以肝为先天，故在临床中应用广泛，常用于治疗肾虚肝郁型月经过少、闭经、不孕症，脾阳虚型带下病和肾虚型胎动不安等症。常用量为15g。在治疗肾虚肝郁型月经过少时，王秀霞老师认为，肾虚则冲任精亏血少，肝郁则经血运行不畅，故而血海而不能按时满溢，治以补肾疏肝养血调经。杜仲善行下焦，力峻而效著，不仅可滋养肾气填补肾精，又可养肝调冲，以养胞宫，故能填精髓，益精血，强腰膝，血海满溢而泄。

（二十三）续断

味苦、甘、辛，性微温，归肝、肾经，有补肝肾，强筋骨，止血安胎，疗伤续折的功效，临床多与杜仲相伍为用，用于治疗肝肾不足之腰痛脚弱，跌仆损伤及冲任失调所致的胎动不安或崩漏经多等症。王秀霞老师认为，续断温而不燥、补而不滞，行而不泄，与杜仲相须为用，安胎养血，为妇科要药。《本草经疏》云其"入足厥阴、少阴，为治胎产、续绝伤、补不足、疗金疮、理腰肾之要药也。"《本草汇言》称其"大抵所断之血脉非此不续；所伤之筋骨非此不养；所滞之关节非此不利；所损之胎孕非此不安。久服常服，能益气力，有补伤生血之效……故女科外科取用恒多也"。现代药理研究也显示，续断有正性肌力作用，使心脏节律加快，脉搏幅度增大，有刺激呼吸的作用，能降低动脉压和平滑肌的紧张度；有抗氧化活性，抗炎，能抗维生素 E 缺乏症，促进子宫生长发育，抑制肺炎链球菌等。

王秀霞老师在临床中常用于治疗肾虚型不孕症、肾阴虚型崩漏、肾虚型胎动不安等症。常用量为 15g。在治疗肾虚型胎动不安时，王老认为，孕期母体冲任气血失调、胎元不固，是本病发生的主要机制。冲为血海，任主胞胎，冲任气血旺盛，胎元得以滋养和固摄。"凡妊娠之数见堕胎者，必以气脉亏损而然……盖气虚则提摄不固，血虚则灌溉不周，所以多致小产。"患者肾气亏虚，冲任不固，无以系胎，故胎动下坠，治宜补肾益气，固冲安胎。方中续断作为安胎之要药补肾填精，使肾气充溢而胎有所系，且补血以养胎元，使胎育固而自能安。在治疗肾阴虚型崩漏时，王老认为，患者肾阴耗损，热伏冲任，迫血妄行，治宜滋肾益阴，固冲安胎。方中加续断以补肾养阴，养血行气，补而不滞，是为止崩治漏之法，塞流与澄源并进，滋阴亦止血而诸症渐消。

二、常用药对

（一）牛膝 荆芥

牛膝、荆芥穗是王秀霞老师临床常用的调理升降的药对。王秀霞老师常用于治疗经行头痛、经行吐衄等升降失调的临床常见病。牛膝为常见的引经下行药，《医学衷中参西录》指出"（牛膝）……善引气血下注，是以用药欲其下行者，恒以之为引经。"而荆芥善行上焦，《本草备要》云"荆芥，功本治风，又兼治血者"。在临床中，王秀霞老师也认为，牛膝补中有走，荆芥散兼治血，两者配伍，对于妇科的常见病症能起到升中求降，上下调达之功。王秀霞老师认为在临床中，七情之因、肝火上扰均可导致气机的升降失调，从而出现经血失制，逆行而上经行吐衄等症。治疗中在清肝降火顺经方中配伍牛膝、荆芥等调达气机的药对，可以一达速降以治标，一达升清以顾本，升降有序，寓补于调。

（二）黄芪 防风

黄芪、防风为临床常用的祛风散寒、益气解表的药对。首见于《丹溪心法》之"玉屏风散"中。王秀霞老师在临床中常用于治疗产后表虚汗出不已。李东垣认为，"防风，治一身尽痛，随所引而至，乃风药中润剂也。防风能制黄芪，黄芪得防风其功欲大"。在临床中,王秀霞老师也认为,防风辛散,可载黄芪补气之功通达于周身,更增黄芪卫外之功效。黄芪甘温,可得防风疏散之力而不恋邪。两者合用,防风性利而黄芪性补,一攻一补,相须相得。王秀霞老师认为临床中产后常亡血伤津,虚阳浮越,元气虚弱,卫阳失固,故可见表虚汗出之症。此时用药不可峻猛,黄芪、防风两药相使为用,重用黄芪,合少许防风,散中寓补,补中兼疏,动静结合,益气固表止汗。

(三)墨旱莲　女贞子

墨旱莲、女贞子为临床常用的补肝益肾,滋阴明目的药对。两药伍用,见于《证治准绳》之"二至丸",女贞子冬至之日采,墨旱莲夏至之日收,故名二至丸。王老在临床中常用于治疗妇女肝肾阴虚所引起的月经先期等症。李时珍在《本草纲目》中言"二至丸……故能益下而荣上"。在临床中,王秀霞老师认为,正因两药采收时节的特殊性,二者合用,恰有交通季节、顺应阴阳之功。临床上肝藏血,肾藏精,精血相生,肝肾同源,又为冲任之本,故肝肾不足可致冲任亏虚不固,故可见崩漏、月经先期等病。墨旱莲、女贞子两药均入肝、肾经,故二者相伍,强肝肾、益筋骨、固冲任,使阴阳相合,冲任调达,显见奇效。

(四)酸枣仁　夜交藤

二者相伍为临床上常见的养心安神药对。王秀霞老师在临床上常用于治疗围绝经期综合征患者虚衰不眠之症。《本经逢原》指出"酸枣仁……能散肝、胆二经之滞",《饮片新参》指出"夜交藤……养肝肾,止虚汗,安神催眠"。可见二者一散一养,同气相求,相须为用。临床上,王老认为,酸枣仁熟则敛津液,生则导虚热,配伍夜交藤安神敛汗之功甚佳,配伍组方更益于治疗阴虚生热,热扰心神的失眠等证。王秀霞老师认为,临床上围绝经期综合征患者处于肾精渐虚,天癸将竭之际,冲任二脉逐渐亏虚,以致肾阴阳失衡。如若肾阴虚衰,阴虚而生内热,水亏而不能上制心火,心神愈扰而见失眠多梦等症。酸枣仁敛阴津而不滞邪,夜交藤安神志兼养肝肾,两药相合,各司其职,各守其处,散收并举,安补兼施,功用非常。

（五）白芍　延胡索

延胡索、白芍一散一收，为临床常用的行气活血、调经止痛药对。王秀霞老师临床常用于治疗气滞血瘀型原发性痛经、盆腔炎及子宫腺肌病等疾病所引起的腹痛。《本草备要》言"（白芍）补血，泻肝，益脾，敛肝阴。"《开宝本草》指出"（延胡索）主破血，产后诸病因血所为者。妇人月经不调，腹中结块，崩中淋露，产后血运，暴血冲上，因损下血"。王秀霞老师认为，白芍善养血柔肝，缓急止痛；延胡索专于活血散瘀，理气止痛，善治一身上下诸痛。两者配伍一气一血，气血并行。王秀霞老师认为，痛经之病在于外伤损及冲任、胞宫，瘀血留滞胞络、胞宫；或情志不遂，肝气郁滞，气滞而血瘀，致瘀血内阻。方中配伍延胡索、白芍，二者相须为用，白芍养血以资延胡索之活血，延胡索祛瘀以助白芍之缓急。肝气舒则血自通，血不瘀则气自调，通则不痛，以达止痛化瘀之功。

（六）土茯苓　夏枯草

土茯苓和夏枯草是王秀霞老师临床常用的清热止带的药对。王秀霞老师常用于治疗阴道炎、盆腔炎等所引发的血性白带或带下量多，此外也应用于崩漏日久者以预防炎症。土茯苓为临床常见解毒除湿之品，《本草纲目》指出"（土茯苓）健脾胃，强筋骨，去风湿，利关节，止泄泻，治拘挛骨痛，恶疮痈肿。"夏枯草性寒以清肝火，味辛以散郁结。《本经》言"（夏枯草）主寒热、瘰疬、鼠瘘、头疮，破癥，散瘿结气，脚肿湿痹。"两者相伍，功擅除湿热，解阴毒。王秀霞老师遵傅山所言"带下俱是湿症"，认为带下之病因主要与湿有关，任脉损伤，带脉失约为带下病的核心机理。患者多肝气犯脾，肝郁化热，脾虚生湿，湿热蕴结而致湿邪下注冲任，带脉失约，以现诸症。故方中酌加土茯苓和夏枯草，除湿与清热并见，一以除脾湿，一以清肝火，两者相须为用，互增其效，通利冲任以止带。

（七）泽兰　益母草

泽兰、益母草为临床常见活血利水调经的药对。王秀霞老师临床常用于治疗血瘀型月经量少、痛经或闭经等病。两者均能活血调经，利水消肿。《本草纲目》指出"（益母草）活血、破血、调经、解毒。治胎漏难产，胎衣不下，血晕，血风，血痛，崩中漏下，尿血，泻血，疳、痢、痔疾，打仆内损瘀血，大便小便不通""泽兰走血分，故能治水肿，涂痈毒，破瘀血，消癥瘕，而为妇人要药。"然泽兰性温，为阴中之阳药，活血而不峻，偏于利水。益母草性寒，善于调经，两者相伍，一者温通，一者苦泄，更显活血祛瘀之力。王秀霞老师认为，血瘀型月经量少或闭经的患者，血不行而日积成疾，津血同源，故"血不利而成水"，水湿内阻，瘀血内停，二者互结而瘀阻胞宫，故有月经过少甚则闭经之病。方中用泽兰和益母草相配，活血利水，祛瘀调经。使瘀血去而新血生，胞宫畅而经自来。

（八）鳖甲 浙贝母

鳖甲和浙贝是临床常见的化痰消癥的药对，王秀霞老师主要用于治疗临床常见的痰湿型多囊卵巢综合征和妇人癥瘕。鳖甲为血肉有情之品，善入阴分养阴精，功专滋阴潜阳，软坚散结。《本草汇言》指出"鳖甲……入肝，统主厥阴血分为病……厥阴血闭邪结，渐至寒热，为癥瘕、为痞胀、为疟疾、为淋沥、为骨蒸者，咸得主之。"浙贝母善清热化痰，开郁散结。《本草正》言"（浙贝）最降痰气，善开郁结，解热毒及疗喉痹，瘰疬，乳痈发背，一切痈疡肿毒。"王秀霞老师认为，多囊患者多因素体肥胖；或嗜食高粱厚味，痰湿内盛，阻塞气机，冲任失司，躯脂满溢，闭塞胞宫；或素体脾虚，或饮食不节，疲倦过度，损伤脾气，脾失健运，痰湿内生，流注下焦，滞于胞脉，以致出现月经过少、月经后期、闭经甚则不能摄精成孕。临床组方治疗此类患者多用二药相伍，取其化痰通络之力，痰湿互结而成瘕聚，故又兼以软坚散结之功效，使痰涎消而湿邪除，窍自通而诸症渐愈。

（九）淫羊藿 紫河车

淫羊藿和紫河车是临床常见的温肾填精的补益药对。王秀霞老师临床常用于治疗肾虚型月经失调或不孕症。淫羊藿，具有补肾、壮阳、祛风除湿之功效，《本草纲目》中称其"能益精气，乃手足阳明、三焦、命门药也，真阳不足者宜之"。紫河车为血肉有情之品，既能温肾助阳，又能益气养血。《本草经疏》

称其"补阴阳两虚之药,有返本还原之功。"二者皆为温肾养血之佳品。王秀霞老师认为,肾虚型患者以阳虚为主,肾阳虚衰,脏腑失于温养,精血化生之源不足,冲任气血不足血海不能满溢,故其治当温肾填精,养血调经。遵"血得热则行,得寒则凝……以用辛温以祛寒邪,则经水自行矣"之义,故治疗此类月经病及不孕症应以温补为宜。方中配伍淫羊藿和紫河车,一可峻补营血,一可温煦胞宫,使温肾阳益精血之力倍增,以脏补脏,使虚衰之肾阳得以温壮,虚损之精血得以调养,从而使肾精充,血海足,天癸盛,任通冲盛,以痊诸症。

(十) 石斛 黄芩

石斛和黄芩是临床常见的清热凉血生津的药对。王秀霞老师临床常用于治疗燥热血竭闭经和痰湿型多囊卵巢综合征患者。石斛功擅生津液,清虚热,止烦渴。《本草纲目拾遗》称"(石斛)清胃除热,生津,已劳损,以之代茶,开胃健脾。"黄芩味苦以燥湿,阴寒以胜热,善解热生之湿。《本草正》言"(黄芩)枯者清上焦之火,消痰利气……退往来寒热,风热湿热……尤祛肌表之热……实者凉下焦之热。"二者一燥一清,既攻血分之热,又治中焦之湿。王秀霞老师认为,多囊卵巢综合征患者多因素体肥胖,痰湿内盛,气机不畅,则冲任阻滞,脂膜壅塞于胞宫而致经少、经闭甚则不能摄精成孕;而脾胃虚弱,痰湿内生,阻塞胞络,又可致郁而化热,炼津生痰,痰热互结,而病演愈重,故法当清热燥湿化痰。方中配伍石斛、黄芩清热与燥湿并行,且尤善祛郁热所致之湿。热散而痰渐除,痰消而热自减,使痰热湿邪尽去,故以达清冲任,调经血之效。